唤醒
老虎

Healing Trauma:
The Innate Capacity to
Transform Overwhelming
Experiences

Waking the Tiger

启动
自我疗愈本能

（Peter A. Levine）　　（Ann Frederick）
[美] 彼得·莱文　安·弗雷德里克 —— 著　王俊兰 —— 译

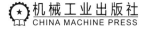
机械工业出版社
CHINA MACHINE PRESS

图书在版编目（CIP）数据

唤醒老虎：启动自我疗愈本能 /（美）彼得·莱文（Peter A. Levine），（美）安·弗雷德里克（Ann Frederick）著；王俊兰译 . —北京：机械工业出版社，2024.3
（创伤疗愈经典书系）
书名原文：Waking the Tiger: Healing Trauma: The Innate Capacity to Transform Overwhelming Experiences
ISBN 978-7-111-74667-6

I.①唤… Ⅱ.①彼…②安…③王… Ⅲ.①精神疗法 Ⅳ.① R749.055

中国国家版本馆 CIP 数据核字（2024）第 002965 号

机械工业出版社（北京市百万庄大街 22 号　邮政编码 100037）
策划编辑：邹慧颖　　　　　责任编辑：邹慧颖
责任校对：贾海霞　陈立辉　责任印制：李　昂
河北宝昌佳彩印刷有限公司印刷
2024 年 7 月第 1 版第 1 次印刷
170mm×230mm・14.25 印张・1 插页・172 千字
标准书号：ISBN 978-7-111-74667-6
定价：69.00 元

电话服务　　　　　　　　　网络服务
客服电话：010-88361066　　机　工　官　网：www.cmpbook.com
　　　　　010-88379833　　机　工　官　博：weibo.com/cmp1952
　　　　　010-68326294　　金　书　网：www.golden-book.com
封底无防伪标均为盗版　　机工教育服务网：www.cmpedu.com

我今年 50 多岁，在迄今 25 年多的时间里，我都一直在努力，试图解开创伤中隐藏的巨大谜团。我的同事和学生常常问我，如何能长期对创伤这样的病态学科保持始终如一的热情，并且不疲不倦？事实上，尽管一直感受着彻骨的痛苦，接触"可怕的知识"，但我一直对这项研究热爱有加、欲罢不能，同时也获益良多。帮助人们理解各种心理创伤，帮助治愈各种心理创伤，已经成了我的终生事业。在种种创伤中，最常见的是车祸或其他事故、重大疾病、手术及其他侵入式医疗手术和牙科手术、殴打、遭遇或目睹暴力、战争或五花八门的自然灾难导致的心理伤害。

我对心理创伤这门学科，对它与物理学、自然科学、神话学以及艺术之间的联系着迷不已。创伤研究帮助我理解了痛苦的含义，无论这种痛苦必要还是不必要。最重要的是，它帮助我深刻理解了人类精神之谜。我万分感激有这样独特的学习机会，我更感谢能有机会见证并参与创伤治愈过程中发生的深刻转变。

心理创伤是人生中存在的一个事实。然而，它是可以治愈的。不仅

如此，我们还可以通过适当的指导和支持使其发生转变。心理创伤完全
有可能转化为心理、社会及精神觉醒和进化中最巨大的力量之一。我们
（作为个体、群体以及社群）应对创伤的方式会对我们的生活质量产生极
大的影响。它会完全影响我们这个物种的存在方式，甚至会影响人类物
种的存活。

心理创伤一直被视为一种心理和生理紊乱。现代医学和心理学治疗
虽然把身心相连挂在嘴上，但它们其实都极大地低估了身和心在创伤治
愈方面的深层关联。一直以来，身心之间的紧密结合都是人类传统治愈
系统中的理论和实践支柱。然而令人遗憾的是，现代创伤理解和治疗中
却缺少了这种结合。

千百年来，东方人和萨满教的治疗师不仅意识到心理会对身体产
生影响，一如在身心医学中的认知一样，而且还意识到身体中的每个器
官在心理中都有对应的代表。神经科学和心理神经免疫学近来取得的革
命性进展确凿地证实了身心之间存在着复杂的双向交流。在鉴定复杂的
"神经肽信使"时，研究者如康迪斯·珀特[⊖]（Candice Pert）发现了许多
身心双向交流路径。这一前沿研究成果与古代智慧一直以来的认知契合
一致，即身体的每个器官，包括大脑在内，会诉说自己的"想法""感受"
以及受到的"刺激"，并且会倾听其他器官的"想法""感受"及受到的
"刺激"。

大多数创伤疗法都是通过交谈、通过作用于心理的小分子药物对心
理施加影响。这两种方法当然都有一定作用。然而，除非我们同时关注
身体在心理创伤治愈中扮演的角色，否则我们永远不可能使心理创伤痊
愈。我们必须明白，受创的不只是心理，还有身体；身体在治愈创伤后
遗症方面起着重要作用。如果缺少了这个基础，我们在征服创伤方面所

⊖ 美国著名精神神经免疫学家。

做出的努力充其量只是有限的、片面的。

　　生命不只是机械论和还原论中所说的那种状态，生命是有知觉、有情感、有认知的活生生的机体。所有有情众生都拥有这样一个活生生的机体。这个机体使我们知道，我们天生有能力从心理创伤中痊愈。本书将就如何驾驭并转换身体中那种令人敬畏的、原始的以及智能的能量展开讨论。这种驾驭和转换智慧，我们可以通过学习获得。在克服创伤这种毁灭性的力量的过程中，我们的天生潜能会使我们掌握更多新知识。

彼得·莱文

1995 年 10 月

于美国铁路公司和风号上

{目录}
CONTENTS

前　言

序　言　　　　*1*　｜　身体与心理

赋予身体　　　*2*　｜　寻找解决途径
以应有的
重视　　　　　*3*　｜　以身体为治疗手段

　　　　　　　6　｜　如何使用这本书

第一部分
以身体为治疗手段

第 一 章　　　*11*　｜　大自然的规划

来自过去　　　*13*　｜　为什么要研究野生动物？因为心理创伤
的阴影　　　　　　　　　是生理性的

　　　　　　　15　｜　心理创伤与能量有关

第 二 章　　17 ｜ 什么是心理创伤

心理创伤　　19 ｜ 加利福尼亚州乔奇拉市
的神秘性
　　　　　　21 ｜ 心理创伤的神秘性

　　　　　　22 ｜ 唤醒猛虎：第一缕曙光

第 三 章　　29 ｜ 心理创伤不是疾病，而是一种

可以愈合　　　　　身体失调
的伤口

第 四 章　　32 ｜ 创伤不会伴随我们终生

一片全新　　33 ｜ 新大陆
大陆
　　　　　　34 ｜ 心理创伤

　　　　　　36 ｜ 我们的无知有时会给我们带来

　　　　　　　　　伤害

　　　　　　37 ｜ 心理受创者面对的现实

　　　　　　38 ｜ 继续你的生活

　　　　　　39 ｜ 谁是心理受创者

　　　　　　41 ｜ 创伤的诱因

第 五 章　　45 ｜ 萨满教的治疗方法

创伤治疗　　47 ｜ 体感疗愈
与社区
　　　　　　48 ｜ 承认自己需要接受治疗

　　　　　　49 ｜ 让我们开始吧：召唤精神重新

　　　　　　　　　回到身体

第 六 章　　51　美杜莎

在创伤的　　53　"体验感受"

影响下　　57　让身为心言

　　　　58　利用"体验感受"倾听机体发出的

　　　　　　声音

　　　　64　机体的沟通交流方式

　　　　65　知觉和"体验感受"

　　　　66　节律：所有上帝子民都拥有的东西

第 七 章　　68　其他动物也这么做

动物体验　　70　倾听"爬虫类大脑"发出的声音

　　　　72　自然合一

　　　　72　协调统一

　　　　74　定向反应

　　　　76　逃跑、战斗或僵直

　　　　78　回归正常活动状态

第 八 章　　80　舞台已经搭好

生物学如　　81　大脑新皮层罪责难逃

何变成了　　82　恐惧和僵直

病理学：　　82　"这样进去，就自然会这样出来"

僵直　　　83　跟死了一样

　　　　85　这是一种累积效应

　　　　85　生物机能的病变原理

第 九 章

从病理到
生理的转
变："解
冻"

88 | 重新审视南茜的病例：再迈一步
88 | 一切都与能量有关
89 | 马吕斯
94 | 重新协商
96 | 体感疗愈：分步进行重新协商
97 | 重新协商的要素

第二部分
创伤的症状

第 十 章

创伤反应
的核心

103 | 亢奋：有起必有落
104 | 创伤就是创伤，无论其诱因是什么
107 | 创伤反应的内核
108 | 过度反应
115 | 绝望无助
117 | 创伤形成

第 十 一 章

创伤症状

119 | 症状
122 | 我们一圈一圈地重复
125 | 脱离循环圈

第 十 二 章

心理受创
者面对的
现实

126 | 无迹可寻的威胁
128 | 泰勒夫人
130 | 失去合成新信息的能力 / 失去
学习能力

131 | 长期的绝望无助

132 | 创伤性耦合

133 | 创伤性焦虑

134 | 身心症状

134 | 否认

135 | 格拉迪斯

136 | 创伤幸存者会进一步受害

137 | 最后一个转弯

第三部分
转 化

第 十 三 章

重复的蓝本

141 | 往事重演

148 | 7月5日，早上 6:30

149 | 意识所起的重要作用

150 | 杰克

151 | 休克模式

152 | 没有清醒意识我们就别无选择

152 | 往事重演和重新协商

153 | 在身体"剧院"内

154 | 附言：往事究竟要追溯到何时

何地

第 十 四 章

转　　化

158 | 创伤的两面性

160 | 天堂、地狱和治愈：中间地带

161 | 顺其自然：重新协商

163 | 玛格丽特

164 | 到底发生了什么

166 | 重新协商和往事重演

169 | 什么是记忆

170 | 大脑和记忆

171 | 但是感觉非常真切

175 | 但是我很为自己是个幸存者
感到自豪

176 | 感受的勇气

177 | 愿望和创伤治疗

178 | 借助朋友的帮助

第 十 五 章

最关键的
时刻：转
化社会性
创伤

181 | 动物间的攻击方式

182 | 人类之间的争斗

183 | 人类为什么要互相杀戮、残害、
折磨

185 | 创伤循环、慈悲循环

185 | 转化文化性创伤

188 | 结语还是墓志铭

188 | 大自然绝非傻瓜

第四部分

急　救

第 十 六 章

在事故之
后实施情
感急救

191 | 第一阶段：即时行动（在事故现场）

192 | 第二阶段：在受害者被送回家或送到
医院之后

193 | 第三阶段：开始评估创伤，与创伤进行
"重新协商"

195 | 第四阶段：体验撞击那一刻

196 | 结束

196 | 车祸发生后的疗创方案

第 十 七 章

针对孩子
的急救

200 | 推迟出现的创伤反应

202 | 事故和摔跤之后的情感急救

205 | 解决某种创伤反应

207 | 我怎么知道我的孩子是否有了心理创伤

208 | 萨米个案史

210 | 创伤性玩耍、创伤性往事重演和重新
协商

212 | 重新处理孩子的心理创伤时要注意的
基本原则

跋

三重脑，
一颗心

215

赋予身体以应有的重视

身体与心理

> 任何增强、削弱、限制或拓展身体行动力的事物，都能增强、削弱、限制或扩大心灵的行动力；而任何增强、削弱、限制或扩大心灵行动力的事物，同样也能增强、削弱、限制或扩大身体的行动力。
>
> ——斯宾诺莎（1632—1677）

如果你有一些奇怪症状，而似乎又无人能解释其缘由何在，那这些症状很可能是你对过去某个你甚至都不记得的事件做出的创伤性反应。很多人都会这样。这并不是神经错乱。这些都有合理解释。这些伤害也并非不可修复，经过努力，这些症状有可能会消减甚至彻底消失。

我们知道，经历心理创伤后我们的心理会发生巨变。比如，在遭遇车祸后，人最初的反应是情感空白，甚至会记忆模糊或神智混乱，记不清到底发生了什么。这种非凡机制（比如，解离和否认）帮助我们度过这些关键时期，使我们满怀希望地等待一个安全的时间、安全的地方，好让这种巨变"渐渐消失"。

同样地，在经历心理创伤时我们的身体也会有影响深远的反应。在即将行动时它紧绷，在恐惧时它警觉戒备，而在极度惊恐中它又会僵硬乃至瘫软。当心理对重大创伤做出的保护性反应渐渐恢复正常时，身体的反应本来也会渐趋正常，然而，如果这种复原过程受到阻碍，那么创伤造成的影响就会滞留下来，人于是就处于受伤状态。

心理学一直通过对心理施加影响治疗心理创伤。然而这至多只解决了一半问题，还远远不够。如果不把身体和心理当成整体进行处理，我们就无法深入理解创伤，更无法治疗心理创伤。

寻找解决途径

本书讨论的是利用自然法解决创伤症候，这种方法是我在过去的 25 年间研创出来的。我认为创伤后精神紧张症并不是病理性的，我们不必控制、压制或调节它，我认为它是由于某种自然过程出了偏差而导致的后果。要治疗心理创伤，我们需要对活生生的、有知觉有感受的机体有直接了解。我将和你分享的这些原则不仅是我对创伤追根溯源的结果，也是我在治疗患者的过程中总结的心得。为了做这项研究，我曾涉猎生理学、神经系统科学、动物行为学、数学、心理学以及哲学等许多学科。最初的时候，我的成功实属偶然，实乃运气。然而随着我接触的患者越来越多，同时又不断对自己所掌握的情况提出质疑，并进而越来越深入地了解创伤，我的成功已成为必然而非侥幸。我越来越深信，机体的种种本能中，其中一种是本能的深刻认知；如果我们肯给它机会，这种本能认知会在治疗心理创伤的过程中给我们以引导。

在越来越强调关注这些本能反应并以此治愈患者的同时，我在理解这些反应方面进行的探索也取得了成果。在理解了这些症状的缘由，了解了该如何识别并感受本能在心理创伤治疗中所起的作用之后，患者的症状大大减轻了。

体感疗愈是新兴疗法，至今还没经过缜密的科学研究。我之所以认为这种疗法有效，依据是我经历的几百个病例。在这些病例中，患者说他们的症状消失或极大地减弱了——这些症状曾严重影响他们，使他们无法充实生活，无法过上令人满意的生活。

我通常采用的是一对一式治疗，不过同时也常对其他疗法兼收并蓄。很明显本书并不能取代训练有素的治疗师的个别针对性训练。然而我相信，我在此书中提供的许多原则和信息能为创伤的治疗提供帮助。如果你正在看心理医生，那么跟你的治疗师分享此书也许会对你有所帮助。如果你没看心理医生，那么你也许可以利用本书自助；然而，这种做法有一定局限性。你可能仍需有资质的专业人士的指导。

以身体为治疗手段

生命如海洋，躯体以为岸。

——苏菲（无名氏）

本书的第一部分介绍了创伤的概念，解释了创伤后症候的出现缘由、发展过程及其不可抗拒、经久不消的原因。这部分为我们理解创伤打下了基础；这种理解能消除与心理创伤相关的各种虚妄之说，并代之以简单明了的解释，阐释导致创伤的基本生理过程。虽然我们的智力常常能战胜我们的自然本能，然而它们驱除不了创伤后的反应。

我们与动物的相像程度超乎我们的想象，虽然我们自己可能不愿承认这一点。

我所说的"有机体"，指的是韦氏词典中的定义，即"复杂的、由相互依存和附属的元素组成的结构，各元素之间的关系和属性很大程度上取决于它们在整体中的功能"。有机体描述的是我们的整体性，而整体并不是骨头、化学物质、肌肉、器官等各个部分的单纯累加；它其实产生于部分之间的动态的、复杂的相互关联。在研究有机体的时候，我们需要把身体、心理、原始本能、情感、智力以及精神等都考虑在内。我们如何知道自己是个有机体呢？我们借助的工具是"体验感受"。体验感受是一种媒介，通过它，我们充分感受自己的知觉，充分了解自己。随着对本书的深入阅读以及跟着做其中的一些练习，你会对以上术语有更透彻的理解。

本书第一部分：以身体为治疗手段——提出了我对心理创伤的看法，提出了将心理创伤作为自然现象进行治疗的方法过程。这一部分论及了我们每个人与生俱来的治疗智慧，以及如何使这种智慧融入心理创伤治疗过程。我们将对我们最原始的生物反应进行探索。无论是否有心理创伤症状，在读完第一部分之后，你会更透彻地理解你自身这个机体的运转方式，同时你会更明白该如何对这个机体施加影响，从而使自己更全面地享受生活，使自己更具活力、更为幸福。

在这一部分里，我放进了一些练习，这些练习会帮助你通过个人体验逐渐了解"体验感受"。这些练习非常重要；真的，人体中这奇妙的一面（体验感受），其运转方式唯它们（练习）能够传达。对许多人来说，"体验感受"这个领域仿佛就是一个陌生的新世界，一个他们经常进入却始终不曾注意到其间风景的世界。在阅读并体验这一部分时，你会发现，里面一些关于身体运转方式的内容你其实早已知道。

第二部分：创伤的症状——这一部分对创伤反应、创伤症状及心理受创者忍受的现实等里面的核心要素进行了更深入的阐述。

第三部分：转化——描述了我们转化自身心理创伤治疗的过程，无论这种创伤是个人型的还是社会型的。

第四部分：急救——其中包括一些实用信息，用以在事故发生后帮助人们避免心理创伤进一步恶化。里面还对儿童心理创伤做了简单讨论。（关于儿童心理创伤治疗，我将在另一本书里专门讲述。）

我相信我们都需要了解本书中提供的基本信息，这些信息会深化我们对心理创伤治疗过程的体会和理解，帮助我们形成对自身机体的官能依赖。而且，我认为无论从个人还是从社会层面来看，这些信息都很中肯贴切。有些心理创伤起因于一些世界性事件，这些创伤会让我们的家庭、社会乃至整个人类都为之付出代价。有些心理创伤会自我延续，会进一步招致心理创伤，而且这个过程会一直持续下去，并最终在家族、社会以及整个国家代代相传，除非我们采取措施阻止其蔓延。目前，对创伤性群体进行的转化治疗工作还处于初始阶段。本书第三部分阐述了一种针对心理受创群体的治疗方法，这种方法是我在挪威和一些同事一起研创出来的。

因为我经常建议遭受心理创伤的人向训练有素的专业人士寻求帮助，所以我希望本书也能为这些专业人士所用；极少有心理学家有足够的生理学方面的背景知识，他们不能识别反常体验——当生理过程无法沿正常轨道发展时，这种反常就会出现。我希望本书中的信息会为心理创伤治疗提供新的可能。我的经验告诉我，当今流行的许多心理创伤治疗方法都至多只会让创伤症状暂时有所缓解；有些宣泄法鼓励患者进行猛烈的情感宣泄，这种方法甚或有害。我认为，长远来看，宣泄法会使患者对持续宣泄产生依赖，会导致出现所谓的"错误记忆"（false memory）。由于心理创伤固有的特性，对某种经历进行宣泄重温不但不会有治愈效果，反而会导致出现新的心理创伤。

精神疗法涉及的问题范围极广，远远超过了休克创伤这个单一话题；

这种创伤却正是本书关注的焦点。在遭遇可能会危及生命、无力有效应对的事件时，我们会遭遇休克创伤。与此相对，在孩童时期如果遭遇持续虐待，特别是当这种虐待发生在家庭内部的话，我们会遭遇"发展性创伤"。发展性创伤主要指的是心理问题，这些心理问题往往是由于童年时期关键的发展阶段中没有受到足够的养育和指引而致。虽然诱因不同，但是虐待和漠视也会引起类似于休克创伤的症状，而且这些症状常常和休克创伤交织在一起。由于这个原因，有发展性创伤的人有必要向治疗专家寻求支持，以便在他们的帮助下解决那些已经和创伤性反应交织在一起的问题。

如果休克创伤由孤立事件或者系列事件引起，而且之前没有持续心理创伤史，那么我相信，在跟家人和朋友交流沟通之后，人们能够自愈。我强烈支持这种自愈做法。在本书的撰写中，我没有用专业性很强的语言。另外，本书针对的读者群还有父母、老师、保育员等，以及充当儿童导师和行为楷模的人，我希望本书能给他们带来一份宝贵礼物，帮助他们即时决定该对创伤性事件做出怎样的反应。此外，本书对医生、护士、护理人员、警察、消防队员、救护人员以及其他经常与事故受害者以及自然灾害受难者打交道的人也非常有用，其用处不仅在于它对于他们的工作的意义——他们经常跟受创群体打交道，而且在于它对于他们自身的意义。目睹任何形式的人类大屠杀（尤其是经常性地）会跟亲身经历相关事件一样，给人带来某种程度的心理创伤。

如何使用这本书

在阅读本书的过程中，要给自己充足的时间慢慢理解其中内容。完成篇章中设置的练习，慢慢地做，轻松地做。心理创伤是人类身体所能产生的最强大的内驱力导致的结果。我们要敬畏它。走马观花式的阅读也许确实不会给你带来什么坏处，但从那样的阅读中你也不会获得细嚼慢咽式的阅读能给你带来的益处。

如果阅读时其中的任何内容或练习令你产生了不适感，请停下来，等其平息。静坐体悟，思考自己的体验，看看会发生什么。人们对心理创伤有诸多误解，而且误解之深令人惊讶；这种误解不仅会对你的体验产生影响，而且会对你对自我的态度产生影响。你要意识到何时会产生这种误解，这一点很重要。如果你能留意自己对书中内容做出的反应，你的机体就会引导你以恰当的步调读下去。

体觉（body sensation），而不是强烈的情感，才是治愈心理创伤的关键。请留意在你体内涌动的所有情感反应，留意你的身体是怎样以知觉和想法的形式感受这些情感的。如果你的情感太过于强烈，如愤怒、恐惧、深刻的无助等，那么你需要寻求能力出众的专业人士的帮助。

心理创伤治疗并不一定会持续终生。在攻击人类机体的所有病态形式中，也许创伤最终会被认为是有益的。我之所以这样说是因为在治疗心理创伤的过程中，人会发生转变——这种转变会提高人的生活质量。创伤治疗不一定非得需要复杂的药物、精密的过程或者长时间的治疗。如果你明白创伤的发生机制，学会识别导致创伤无法得到解决的机制，你就会渐渐意识到你的机体在努力以怎样的方式治愈自己。通过一些简单的理念和技巧，你就能为这种天生的治愈能力提供支持而不是阻碍它。此处提供的工具和方法会帮助你摆脱心理创伤，帮助你继续在更完满、对自己更确定的路上走下去。虽然创伤有时会令我们如处地狱，但是治愈了的创伤则会是上天赐予我们的礼物——这种英雄之旅属于我们每一个人。

> 无论我们在哪儿，阴影必定一路小跑跟在我们身后。
>
> ——克拉丽莎·平克拉·埃斯蒂斯，哲学博士，
>
> 《与狼共舞的女人》（*Women Who Run With The Wolves*）作者

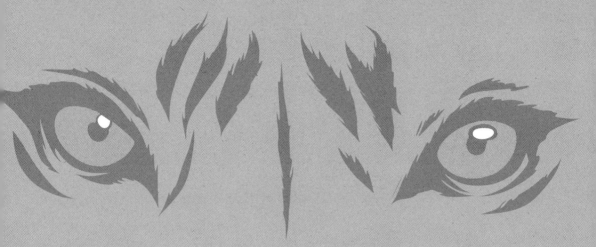

Waking
the
Tiger

{ 第一部分 }
PART 1

以身体为治疗手段

……我们的心灵中还有隐秘的、不为人知的一面。

——奥尔德斯·赫胥黎

第 一 章

来自过去的阴影

大自然的规划

　　水草丰茂的小河边，一群黑斑羚正在悠然嚼食。突然，风向变了，随之而来的是一种新的但是很熟悉的气味。黑斑羚从空气中嗅到了危险，它们立刻警觉起来，全神戒备。它们仔细嗅闻、观察、聆听片刻，但是如果没有出现危险，它们又会继续吃草，放松但又不乏戒备。

　　一只悄悄潜近的猎豹抓住机会从藏身的灌木林中一跃而起。那群黑斑羚就好像一个完整的机体一样，迅速向河边一个具有掩护作用的灌木丛奔跑过去。一只小黑斑羚刹那间绊倒了一下，又迅速奔跑。但已经太迟了。一片混乱中，猎豹向它的预定猎物冲过去，爆发速度在每小时 60 ～ 70 英里○，快得惊人。

　　○　1 英里 =1609.344 米。

在猎豹触到它的那一刻（或者在触到它之前），小黑斑羚就已经倒在了地上，向即将到来的死亡之神缴械投降了。然而，它也许都还没受伤。这只僵卧不动的动物并不是在装死。它只是本能地进入了一个变异的意识状态，所有的哺乳动物在死亡逼近时都是如此。许多原住民都认为这是猎物在面对捕食者时精神上的屈服。说实话，事实确实如此。

生理学家称这种变异状态为"不动"或"僵直"。这是爬行动物和哺乳动物在面对不可抗拒的威胁时的三大主要反应之一。其他两种也许更为我们熟知一些，分别是战斗反应和逃跑反应[⊖]。我们对僵直反应了解较少。然而，我在过去 25 年间所做的研究使我深信，要想揭开创伤的神秘面纱，这种反应是最重要的因素。

大自然赋予我们的这种僵直反应是出于两种充足的理由。其一，它是生存策略中的最后一道防线。说成装死你也许更能理解。以那只小黑斑羚为例。说不定猎豹会决定将自己的已"死"猎物拖到某个不会受到其他捕食者侵扰的地方，也或者将其拖到自己的巢穴，以便跟自己的幼崽一起分享，这种可能性是存在的。而在这个时间段内，黑斑羚可以从"僵直"状态中醒来，在某个对方放松警惕的时刻迅速脱逃。而一旦脱离了危险，它就会摆脱僵直反应带来的后遗症，重新完全掌控自己的身体。它会恢复自己的正常生活，就像什么都没发生过一样。其二，在僵直状态中，黑斑羚以及人类会进入一种变异状态，在这种状态下它会感受不到痛苦。这对于黑斑羚来说，意义在于，在被猎豹用锋利的牙齿和爪子开膛剖肚时不用忍受痛苦。

大多数文化都将面临不可抗拒的威胁时做出的这种本能屈服看作一种软弱，并将其与懦弱相提并论。然而，在这一论断之下掩藏的其实是人类对僵直状态的深深恐惧。我们逃避它，因为它跟死亡状态非常相像。这种逃避无可厚非，但是我们却为之付出了惨重代价。生理学证据清楚地表明，

⊖　fight and flight response。——译者注

进入和走出这种自然反应的能力是我们避免创伤带来的负面影响的关键所在。这种能力其实是大自然对我们的馈赠。

为什么要研究野生动物？因为心理创伤是生理性的

> 千百年来，耳中一听到"血"这个词，夜半被猎豹扑倒在地的猴子发出的尖叫声，就在我们的神经系统中回响。
>
> ——保罗·谢泼德

治愈人类身上的心理创伤症状的关键存在于我们的生理中。在面临我们认为不可逃脱或不可抗拒的威胁时，人类和动物都会做出僵直反应。关于这种反应的作用机制，重要的一点是我们要知道这完全是一种下意识反应。而这完全意味着，控制这种反应的生理机制存在于我们大脑和神经系统中的一些原始的、本能的区域。我之所以认为研究野生动物行为对我们理解和治愈心理创伤而言非常必要，原因正在于此。

人类大脑和神经系统中的这些下意识的、本能区域事实上跟其他哺乳动物甚至爬行动物中的一样。我们的大脑常常被称为"三位一体的大脑"，它包括三个完整部分。众所周知，这三个部分分别为爬行动物类脑（本能的）、哺乳动物类脑或脑边缘系统（情感的）以及人脑区（理性的）。在感知到生命危险时，这些区域会被激活；由于动物跟我们一样也存在这样的区域，所以我们可以对如黑斑羚这样的动物进行研究，并从中学到很多，从而避免遭受心理创伤。更进一步地，我认为，如果我们能真实地反映出野生动物的动态适应过程，即摆脱和走出僵直反应、重新自如活动、恢复各种技能，那我们就能找到治愈人类心理创伤症候的关键点。

跟野生动物不同，在遇到威胁时，人类永远都面临一个两难困境，我们很难在逃跑还是战斗这两者间做出抉择。这种两难困境至少部分地源自于这个事实：我们这个物种一直以来既是捕猎者又是猎物。史前的人类，虽然很多是捕猎者，但每天却也有大量时间互相拥挤在一起，躲在冰冷的洞穴里。他们很清楚，自己随时都有可能被其他动物一把抓住并撕成碎片。

随着人类渐渐越来越大片地群居，随着火的发现、工具的发明（这工具中很多都是打猎和防御武器），人类的存活概率大大提高。然而，这种基因记忆——即，很容易成为其他动物的猎物——却在我们的大脑和神经系统中保留了下来。由于我们既缺乏黑斑羚的迅捷，又不像猎豹那样擅长潜伏追踪还有锋利的尖牙和爪子，所以关于是否具备采取保命行动的能力，我们的大脑常常在事后才能判断出来。这种不确定性使我们特别容易遭受创伤后遗症。敏捷善跑如黑斑羚这样的动物，它们知道自己是猎物，它们对于自己的存活之道十分熟稔。它们能感觉到自己需要做什么，并立刻去做。同样地，猎豹 70 英里的冲刺时速再加上它的尖牙利爪，使它确定自己能做一个捕食者。

对人类来说，捕食者和猎物之间的界限则不那么明显。在面临生命威胁时，我们的理性大脑也许会陷入困惑，会罔顾我们的本能冲动。虽然这种罔顾也许有充足理由，但是与之相随而来的困惑却促成了"美杜莎情结"[⊖]，为我们遭受心理创伤埋下了伏笔。

正如希腊古神话《美杜莎》中的情形一样，我们面对死亡时的困惑有时会使我们失去性命。我们也许会因恐惧而动弹不得，而这又会引发心理创伤症候。

心理创伤是现代人生活中普遍存在的一个事实。不仅士兵或虐待及攻击事件中的受害人有心理创伤，我们其他大多数人都有。心理创伤的缘由及其带来的后果范围极其广大，而且常常不为我们所知；这其中包含自然

　　⊖　Medusa，美杜莎，希腊神话中的人物，原为一名美艳少女，因为过度自大和自信，跑到雅典娜神庙中声称自己比神都漂亮，惹怒众神，结果被变成极丑的蛇头蛇身的妖怪，而且任何直视她眼睛的人都会变成石头。——译者注

灾难（比如，地震、飓风、洪水和火灾）、暴力接触、车祸、跌跤、严重疾病、突然失去挚爱、手术及其他必要的医疗程序或牙科手术、难产，甚至妊娠期间的巨大压力等。

幸运的是，因为我们具备本能，有感知、反应及反思能力，所以我们生来就拥有治愈哪怕最惨重的创伤性伤害的能力。同时我深信，我们，作为全球性的人类群体，能渐渐从如战争和自然灾难这样大规模的社会性心理创伤中痊愈。

心理创伤与能量有关

创伤后症候群并不是由触发事件本身引发的。相反，它们是由不曾消解和发散出去的残余能量引起的。这些残余能量被困在了神经系统中，并在其中肆虐横行，对我们的身体和心理造成极大破坏。如果我们不能完成进入、经历及走出"僵直"状态的这一过程，那么创伤后应激障碍中的种种长期症候就会渐渐形成，这些症候令人惊恐、使人衰竭，而且常常千奇百怪。然而，我们可以了解并鼓励自己的先天力量，使自己回到动态平衡状态。

我们再来看猎豹与黑斑羚之间的那场追逐。上文中提到的年幼黑斑羚，在遭遇猎豹追击而撒腿逃命时，它的神经系统以每小时 70 英里的速度聚集能量。当猎豹发起最后冲刺时，它瘫软在地。从外部看，它静止不动，仿佛死了一样；但是在内部，它的神经系统仍在以每时 70 英里的速度聚集能量。虽然它一个急刹车不动了，但此时它身体内部的情况跟我们在开车中把油门踩到底同时又急踩刹车时的情况非常相似。内在神经系统（汽车引擎）和外部身体僵直不动（刹车）之间的竞逐在身体内部造成了强烈"湍流"，其形态与飓风相似。

就是以这种能量"飓风"为中心点，产生了创伤后应激障碍中的各种症候。为了使这种能量的力量更视觉化，你可以想象一下：你正在跟你的伴侣做爱，你就快要高潮了，突然，某些外力把这个过程阻断了。将这种抑制感放大 100 倍，你就大概明白一次威胁生命的经历所能引发的能量有多大了。

受到威胁的人或黑斑羚必须将所有被调动起来以应对这种威胁的能量释放出去，否则它就会遭受创伤。这种残余能量并不会凭空消失。它会滞留在身体中，并促成各种症状的形成，比如焦虑、抑郁、身心失调和行为问题。这些症状其实是机体盛容或圈禁没有释放出来的残余能量的方式。

野外的动物会本能地排放掉所有受压制的能量，所以它们很少会出现各种不利症状。人类在这方面则不行。如果我们不能将这些强大的力量释放出去，我们就会成为创伤的受害者。如果屡次尝试释放这些能量而不能成功，它们可能就会萦绕不去了。跟飞蛾扑火一样，我们可能会在不知不觉中反复创设环境，这些环境中倒是存在将我们从创伤陷阱中解放出来的可能性，但是如果没有合适的手段和资源，我们大多数人都会失败。让人叹惋的是，最终造成的结果是我们许多人都饱受恐惧和焦虑之苦，无论对自己还是对世界都永远不会有完全自在的感觉。

许多战场老兵及强奸案的受害者对这情形再熟悉不过。他们也许会数月甚至数年反复讲述自己的经历、重现这些经历、表达自己的愤怒、恐惧以及悲伤；但是如果不完成原始的"僵直反应"、不把残余的能量释放出去，他们常常会继续陷在创伤迷宫里、继续承受不幸。

幸运的是，那给我们带来创伤症候的巨大能量，如果能被好好利用、加以调动的话，同样能转化创伤，能使我们更进一步地愈合，能使我们多一点掌控力，甚至多一点智慧。创伤一经治愈，就会成为宝贵的馈赠，会使我们重返潮涨潮落、充满和谐、博爱和慈悲的自然世界。在过去 25 年间，我一直致力于治愈各种遭受心理创伤之人，我认为我们人类不仅天生有能力治愈自己，而且有能力治愈我们的世界，使之免受心理创伤带来的不良影响。

第 二 章

心理创伤的神秘性

什么是心理创伤

　　最近，我跟一位商业人士谈到自己的工作，他突然惊呼道："我女儿常在睡梦中尖叫，肯定是心理创伤造成的。我带她去见心理医生，医生告诉我说'只是噩梦而已'。我早知道那绝不仅仅是噩梦。"他说得没错。他的女儿在一次常规急诊手术中受到了严重惊吓。在随后的几个星期里，她常在睡梦中惊叫哭泣，同时身体几乎完全僵硬。女孩的父母担忧不已，却无法叫醒她。极大的可能是，医院期间的经历使她有了创伤性反应。

　　许多人，跟那位商业人士一样，在人生中的某个点上，亲身经历或在亲近的人身上看到了一些难以解释的事情。虽然并非所有那些难以解释的事情都是心理创伤症候，但许多都是。给人提供帮助的专业人士往往从致创事件的角度，而不是从心理创伤本身的角度出发对其进行解释。由于我们没有办法精确地对心理创伤进行定义，所以我们很难识别它。

心理学家和精神病学家在诊断心理创伤时依据的正式定义是，"由应激事件引起，而该事件超出了平常的人类经历范围、几乎会给任何当事之人带来严重困扰"。这个定义围绕以下"不同寻常"的经历展开："严重危及当事人的生命或身体健康；严重危及或伤害到当事人的孩子、配偶或其他亲近家人或亲密朋友；家庭或社区被突然毁掉；目睹他人因某种事故或遭受暴力而被严重伤害或杀死。"

这种描述在治疗的起始阶段有几分用处，但是却太过模糊，容易造成误导。谁能说得清什么事件"超出了平常的人类经历范围""几乎会给任何当事之人带来严重困扰"呢？定义中提到的事件确实有一定的限定作用，但是这限定中又存在灰色地带，因为还有许多其他会引起创伤的事件。车祸、摔倒、疾病以及手术等都被人类的潜意识视为威胁，但在人的意识中，它们又被归在平常普通的经历范围之内。然而，它们常常也会使人遭受心理创伤治疗。此外，强奸、飞车、射击以及其他悲剧经常在许多社区中发生；这些可能会被视为平常普通的经历，但是它们却常常会引发心理创伤。

要治愈心理创伤，关键要识别它的症状。因为心理创伤症候很大程度上是原始反应带来的结果，所以识别起来往往很难。我们不需要对心理创伤下定义；我们需要的是从经验意义上了解它会带给人什么样的感受。我的一个客户描述了以下体验：

> 我和我五岁的儿子在公园里玩球，突然他把球扔到了离我很远的地方。在我去取那个球的时候，他跑到了一条繁华的街道上，去捡他发现的另一个球。就在我拿到我们之前一起玩的那个球的时候，我听到了汽车尖锐刺耳的刹车声，声音持续时间很长，很响亮。我立刻明白乔伊被那辆车撞了。我的心似

乎一下子沉了下去。我全身的血似乎都停止了循环，向我的脚下沉坠下去。我的脸瞬间失色，我开始向街上人群聚集的地方狂奔。我的腿沉重得像灌了铅一样，到处都看不到乔伊。然而我清楚地知道他就是这场车祸的受害者。我的心抽得很紧，缩到了一块儿，而恐惧充满了我整个胸腔。我推开人群，瘫倒在乔伊一动不动的身体上。汽车把他的身体拖行了几英尺[⊖]之后才停下来。他的身体被擦伤，他浑身是血。他的衣服被撕破了。他一动不动。我失魂落魄，茫然无措。我发疯般地试图把他的身体拼凑到一起。我试图擦掉他身上的血，但是却把血弄得到处都是。我努力想把他破碎的衣服整理好。我不停在想："不，不可能。呼吸啊，乔伊，呼吸。"好像我的生命力能注入他静止不动的身体中一样，我不停地趴在他身上，把自己的心脏贴近他的心。我觉得自己仿佛抽离了现场。我的身体渐渐麻木。我只一遍遍重复刚才的动作。我什么都感觉不到了。

经历过类似心理创伤的人其实知道心理创伤是怎么一回事儿，他们做出的相应反应也都是基本而原始的。这位不幸的女士表现出来的症状极其清晰显著。然而许多人的症状相对更微妙些。我们可以对自己的反应进行探究，从而对创伤性经历进行定性。

加利福尼亚州乔奇拉市

1976 年夏天，一个闷热的下午，26 个年龄在 5 ~ 15 岁之间的孩子在加利福尼亚州一个小镇外的校车上被人劫持。绑架者把他们塞进两辆黑乎

⊖ 1 英尺 =0.3048 米。

乎的厢式货车内，驾车去了一间废弃的采石场，然后将他们囚禁在一个地下穴窟中，囚禁过程大约持续了 30 个小时。他们后来逃脱了，然后立刻被送往当地一家医院。在那里，医生给他们做了身体检查，就将他们送回了家，甚至连粗略的心理检查都没做。据两位内科医师回忆，这些孩子都"好好的"。这些医生没有意识到有什么不对，也没有意识到需要对这些孩子的后续情况进行密切观察。几天之后，当地一位精神病医师被请去给这些孩子的家长做演讲。他着重指出，26 个孩子中可能只会有 1 个会出现心理问题。他的这个说法是当时精神病学界的一种普遍认识。

事件发生 8 个月后，另一位精神病医师勒诺·泰尔开始对遭受过心理创伤的儿童进行科学的跟进研究，这是最早的此类研究之一，研究对象包括上述孩子。结果，泰尔发现，这 26 个孩子中不是只有 1 个出现了创伤后遗症，正相反，几乎所有的孩子都表现出了严重而长期的创伤后遗症，这后遗症影响到了他们的心理、身体以及社交机能。对这其中的许多孩子而言，这仅仅是"噩梦"的开始。他们逐渐频频出现噩梦，出现暴力倾向，在私人和社会关系方面都无法正常表现。这一后遗症如此折磨人，以至于后面的几年里这些孩子的生活和家庭架构都被彻底摧毁。唯一一个受影响较小的孩子是一个 14 岁的名字叫鲍勃·巴克莱的男孩。以下将简要介绍这个男孩在这个致创性事件期间的表现。

孩子们已经被囚禁在"那个洞"（废弃采石场中的一个拖车，被埋在几百斤重的尘土和石块下）里将近一天，突然其中一个孩子倚到了一根木柱上；这根木柱是用来支撑车顶的，因为本来就仅是权宜将就，所以这一靠之下木柱就倒塌了，然后车顶开始坍塌，尘土和石块向孩子们砸下来。此时，大多数孩子都已经呆若木鸡，毫无反应，他们几乎都无法动弹。有些孩子意识到了情况的严重性，他们开始尖叫。这些孩子明白，如果不能快速设法逃脱的话，他们就会全部死在这里。也就在这千钧一发的时刻，鲍勃·巴克莱得到了另一个男孩的帮助，两人开始一起往外挖。有了鲍勃带头，这些孩子们终于在车顶上掘出了一条窄窄的隧道，并由此进入了采石场中。

在整个逃脱过程中，鲍勃能够应对危机并一直保持积极行动能力。虽然其他孩子都跟着他一起逃出来了，但是他们中有许多人在逃脱被活埋命运的过程中体验到了更多的恐惧。如果没有人强烈敦促他们逃跑的话，他们可能仍待在那里，绝望而无助。如木鸡一样的他们，需要在他人的引领下重获自由。这种迟钝顺从跟专门解救人质的军事小组观察到的行为非常相似。这被称为"斯德哥尔摩综合征"（Stockholm syndrome）；通常，人质会一动不动，除非你反复命令他们。

心理创伤的神秘性

鲍勃·巴克莱带领着其他孩子走向自由，他成功地应对了一场非同寻常的挑战。那一天，他无疑是乔奇拉市的英雄。然而，对他的人生、对心理创伤研究感兴趣的人而言，更为重要的是他没有像其他 25 个孩子那样表现出令人饱受摧残的创伤后遗症。他还有行动能力，他从僵直反应中顺利走出，而其他孩子则完全被打垮了，丧失了行动能力。有些孩子受惊吓程度如此之深，以至于在真正的危险已经过去很久之后，他们还深陷在自己的恐惧中，行动深受限制。

这是受过心理创伤治疗之人表现出的主要形态。他们无力克服自己的经历带来的焦虑。他们仍处在那个创伤性事件的淫威之下，精神垮败，惊恐万分。他们事实上已经成了恐惧的囚徒，无力重新开始生活，而其他经历了类似事件的人也许压根就没有这种持久的症状。心理创伤只会对一部分人产生影响，这实在让人费解。然而这不过是创伤的其中一个神秘之处而已。无论某个事件看起来多么吓人，并非每个经历的人都会有心理创伤。为什么有些人，如鲍勃·巴克莱，可以成功地应对这样的挑战，而其他人，虽然看起来智力和能力都毫不逊色，却会被彻底摧垮呢？从更大的意义上来讲，对那些已经产生了心理创伤的人而言，这个现象会带来怎样的启示？

唤醒猛虎：第一缕曙光

初入此行的时候，我对心理创伤治疗一无所知。我对它的理解初次取得重大突破是在 1969 年，整个事情完全在意料之外。当时有人请我去治疗一位女士，她叫南茜，正饱受强烈的惊恐症的折磨。这种惊恐发作严重到她都不敢独自出门的地步。一位精神科医生知道我对身体/心理治疗法（这在当时还是鲜为人知的新兴领域）感兴趣，所以将她转诊到我这里。他认为放松训练也许会对她有所帮助。

然而放松并没解决问题。在第一次诊询时，我还满怀天真，心存美好期冀。我试图帮助她放松，没想到却令她的惊恐症全面发作。她全身瘫软，甚至无力呼吸。她的心脏先是怦怦地剧烈跳动，然后几乎像是停跳了一般。我非常害怕。我害怕自己就这样把人给害死。我们都陷入了噩梦般的恐慌中。

恐惧掳获了我。然而我仍设法保持着清醒。那一瞬间我仿佛看到一只猛虎向我们扑来。这种感受完全扼住了我，我大声疾呼道，"一只猛虎要攻击你。看，老虎向你扑过来了。跑到那棵树那儿，快爬上去逃命！"让我吃惊的是，她的腿竟然开始以奔跑的姿态颤动。她发出了一声令人毛骨悚然的尖叫，把一位正好路过的警察招了进来（幸好我的工作伙伴想尽办法解释清了事情的缘由）。她开始发抖，然后开始抽泣，并全身抽动。

南茜持续颤抖了将近一个小时。她回忆起了童年时期一次可怕的经历。当时她只有 3 岁，被绑在手术台上接受扁桃体切除手术，手术使用的麻药是乙醚。由于不能动而且呼吸困难（这是乙醚的常见反应），她出现了可怕的幻觉。童年的这段经历对她产生了深远的影响。跟乔奇拉市那些遭受心理创伤的孩子一样，南茜遭遇了极大威胁，被彻底打垮，并因此在生理上被困在僵直反应中。换句话说，她的身体已经彻底放弃了逃命，无法采取行动。这种听天由命不但使她失去了安全感和天然本性，而且使她彻底失去了真实而健康的自我。创伤性事件已经过去20年了，但它带来的微妙而隐秘的影响渐渐开始显现。在一个拥挤的房间里参加研究生入学考试的时候，她突然爆发了严重的惊恐发作。后来，她就有了开放空间恐惧症[⊖]（不敢独自出门）。这种恐惧如此极端且荒谬，所以她知道自己必须看医生了。

　　在经历了初次诊询中的大突破之后，南茜离开了我的办公室，用她的话说，她感觉"仿佛又重新找回了自己"。虽然我们又继续进行了好几次诊询，诊询期间她还有轻微的颤抖，但是她的惊恐发作再也没有像初次问诊时那样严重过。她停服了用来控制惊恐发作的药，随后进了一所研究生院，并在那里拿到了博士学位。后来她再也没有惊恐发作过。

　　当时遇见南茜时，我正在研究动物捕食者和猎物行为。南茜在惊恐发作时表现出来的瘫痪状态跟上一章中描述的黑斑羚的状态之间的相似性引起了我的极大兴趣。大多数被捕食者在被某个大型动物攻击而几无逃脱可能时会进入"僵直"状态。我很确定，正是这些研究使我在那一刻急中生智想出了那只不存在的老虎。之后的数年时间我一直努力想弄明白南茜的焦虑发作以及她对那只虚构老虎的反应究竟意味着什么。这期间我走过不少弯路。

　　我现在明白，真正促使她痊愈的不是情感宣泄，也不是对童年时期那次扁桃体切除手术的重新体验，而是因为，在从被动呆滞的"僵直"反应中走出来、积极而成功地实施脱逃的过程中，她实现了能量释放。老虎的意象唤醒了她的本能，使她迅速而积极地做出了反应。在南茜的经历中，

　　⊖　agoraphobia，又可译为广场恐惧症。——译者注

我的另一个深刻理解是，那些能使我们成功地应对威胁的资源，也可以用来治疗我们的心理创伤。这不仅在创伤性事件刚发生时会起到作用，而且在事件发生数年后也可以奏效。

我了解到，疏浚旧时记忆、重新体验旧时的情感痛苦，对治疗心理创伤而言并非必要。事实上，严重的情感痛苦有时会给人带来二次创伤。要想从心理创伤症状和恐惧中解脱出来，我们需要做的是唤醒我们身体深处的生理资源，并有意识地利用它们。我们有能力积极主动地而不是消极被动地改变我们的本能反应路径，但如果我们继续无视这种能力，我们会继续画地为牢，深陷痛苦中不能自拔。

鲍勃·巴克莱积极地设法将自己及其他孩子从地下室中解救了出来，他借此将这次事件对自己造成的心理创伤降到了最低。为什么跟其他孩子相比他受到的心理创伤较小？关键就在于他在解救自我和其他孩子的过程中将被聚集起来的能量消耗掉了。在那一刻，他不仅仅是个英雄，他还成功地将能量和恐惧释放了出去，从而不至于让自己的神经系统因为这些能量和恐惧而承担过重的负荷。

南茜在遭受了20年的折磨之后也成了英雄。在对老虎形象做出反应时，她的腿当时做出的奔跑动作使她也将能量和恐惧释放了出去。这种反应帮助她的神经系统摆脱了多余的能量——她在应对扁桃体切除事件带来的威胁时调动起来的能量。她在初始致创事件过去很久之后成功地唤醒了自己的英雄主义及积极自救能力，就像鲍勃·巴克莱那样。这种举动给鲍勃和南茜带来的长期影响非常相似。因为从那种折磨人的后遗症中走了出来（这种后遗症令许多心理受创者都饱受磨难），所以他们都能照常继续自己的生活。随着研究工作的深入，我了解到，如果治疗过程更和缓、更循序渐进地进行的话，治疗效果会更好。我慢慢了解到的最重要的一点是，我们都天生具备治愈自己的心理创伤的能力。

如果我们不能从心理创伤治疗中走出、不能完成整个本能反应过程的话，这些中断了的行动就往往会逐渐危害到我们的生活。没有痊愈的心理创伤会使我们过于小心谨慎、怯懦拘谨，或者会使我们陷入日渐收紧的死循环圈中：旧事再现、反复受侵害及不明智地使自己暴露于危险中。这样，我们就会反复受害、反复接受治疗。心理创伤有时能摧毁我们的人际关系，扭曲我们的性体验。性行为具有强迫性，性行为反常、混乱或受抑制，这些都是心理创伤，而不仅是性创伤——最常见的症状。心理创伤带来的影响有时是普遍的、全球性的，也有时是微妙而隐秘的。解决不了自身的心理创伤时，我们会感觉自己是个失败者，或者觉得我们的求助对象辜负了我们。我们其实不必将这种失败或辜负感压在自己或他人身上。要想真正解决心理创伤问题，我们需要的是加深认识，了解如何治愈它。

除非我们明白创伤后应激障碍症状不但与心理相关，而且与生理相关，否则我们就会对心理创伤束手无策。创伤治疗的核心在于，我们要能够认识到，创伤意味着动物本能出了偏差。如果有意识地对之加以利用的话，这些本能能促成我们从创伤应激障碍症候向健康状态的转变。

> 任何行动必须有始有终。无论起始点在何处，终点总是美好的。有始而无终的行动才会给人带来不快。
>
> ——让·热内（Jean Genet）《小偷日记》（*Thieves Journal*）

第 三 章

可以愈合的伤口

　　小树受伤后会沿着伤口生长；而随着树木继续生长，与树的块头相比，那个伤口就会显得很小了。粗糙的树瘤和扭曲的树干诉说着这棵树在生长过程中遇到的伤害和障碍，诉说着这棵树取得的胜利。树木绕过伤害和障碍继续生长，这才成就了它独特的美态和特质。我当然并不是提倡我们都去遭受创伤，然后以此塑造个人特质，而是说既然在人生中心理创伤有时是无法避免的事，那么也许我们可以以树为鉴。

　　虽然数千年来心理创伤治疗一直伴随在人类左右，但是只在最近10年里它才开始引起专业人士和公众的广泛关注。由于明星人物在每周发行的超市小报上进行的真实告白，心理创伤治疗现在成了一个家喻户晓的词。在这种环境下，心理创伤治疗一般主要和性虐待联系在一起。尽管专业人士对它越来越感兴趣，尽管媒体经常哗众取宠、过度渲染，但是我们却很少见到创伤被治愈的范例。

数据表明，1/3 的女性和 1/5 的男性在孩童时期都遭受过性虐待。虽然人们对性虐待的认识越来越清晰，但是关于如何治愈它带来的心理创伤，我们仍然所知其少。比如，许多心理受创者常常把自己圈定为受害者，总是蜷缩在角落舔舐伤口。虽然对于治愈心理创伤治疗而言，这也算是迈出了有意义的第一步，但如果一直这样没完没了的话，心理创伤的痊愈就会受到阻碍。性虐待是许多心理创伤中的一种。无论受创原因是什么，我们其实都可以构建一个积极的框架，借此摆脱创伤后遗症。成年的树木独具特色、仪态万方，跟否认自身经历或者将自己圈定为受害者、幸存者相比，树的形象会对我们更有好处。

心理创伤的根源存在于我们的生理本能中。因此，我们只能通过自己的心理以及身体才能找到治愈的答案。我们每个人都必须找出它的根源所在，同时意识到自己是有选择权的——说不定还是人生中最重要的选择权之一。心理创伤的治疗是一种自然过程，我们可以唤醒自己的内在意识、感受自己的身体，从而实现这个过程。我们无须接受数年的心理治疗，也无须一遍遍地唤起旧时记忆然后将它从记忆中删去。我们会明白，没完没了地探寻和追溯所谓的"创伤记忆"，往往会阻碍机体，使之无法动用我们与生俱来的治愈智慧。

通过对几十个心理受创者进行观察，我得出的结论是，心理创伤症候从根本上来讲是由于恐惧而中断了的生理反应。我们在危急时刻做出的反应会始终存在，除非我们完成它。创伤后应激障碍就是一个例子。这些症状不会自动消失，除非我们释放能量并完成所有反应。"僵直"状态中储存的能量是可以转换的，正如我们在鲍勃·巴克莱和南茜的病例中看到的那样。这些人都成功地采取了行动并释放了剩余能量，而正是这一点使他们回到了充满活力的状态。

一只鸟错把窗户当成开阔的天空，撞了上去。这可能会使它昏厥甚至死亡。那个亲见小鸟撞上窗户的小孩可能会长久地在脑海中想这只受伤的动物。这个孩子可能会出于好奇、关心或者帮助的愿望去捡起这只鸟。孩子手心中的温暖可能有助于这只鸟恢复到正常状态。随着小鸟开始颤抖，它会表现出重新适应周边环境的迹象。它也许会跟跟跄跄，努力保持平衡，然后会四下张望。如果这只鸟没有受伤，而且能够不受打扰地从这种颤抖和重新适应过程中顺利飞走的话，它就能从"僵直"状态中恢复，重新飞上天空而不会受任何创伤。但如果颤抖过程被打断，那就会有严重后果。假如在这只鸟刚表现出生命迹象的时候，孩子就试图轻轻拍它，那么小鸟重新适应环境的过程就会中断，这种中断会使这只鸟陷入休克。如果能量释放过程频遭打扰，那么每一次连续休克状态就会持续更长时间。结果是，这只鸟会被惊吓致死——被自己的无助感压垮。

虽然我们人类一般不会这样死掉，但如果不能将被"僵直"反应锁在我们身体中的能量释放出去的话，我们会承受很多痛苦。精神受到创伤的老兵、强奸案的受害者、被虐待的孩子、前文中的那只黑斑羚以及上文中的那只鸟等，都遭遇过不可抗拒的局面。如果他们不能对形势做出反应，不能在战斗还是逃跑之间做出选择的话，他们就会陷入僵直或瘫软状态，而那些能够将能量释放出去的人则会重新恢复。人类不会像动物那样自然地从"僵直"反应中走出，相反，他们的状态往往会螺旋式每况愈下，其特点是会出现许多受创症状，这些症状会越来越令人痛苦。为了从心理创伤中走出，我们需要安静、安全以及保护，这些跟上文中孩子的手为那只鸟提供的温暖一样。我们不但需要来自大自然的支持和帮助，还需要亲戚朋友们的支持和帮助。有了这些支持和联系，我们就能逐渐开始信任并尊重那个能给我们带来完满并最终给我们带来平静的自然过程。

《觉醒》（*Awakenings*）、《错把妻子当帽子的人》（*The Man Who Mistook His Wife for a Hat*）以及《偏头疼》（*Migraine*）等书的作者奥利弗·萨克斯（Oliver Sacks）在《偏头疼》一书中描述了几位病人令人侧目的惊恐发作。偏头疼是一种神经系统应激反应，其症状与创伤后应激反应（僵直）差不多，两者之间也常常存在关联。萨克斯对一位一周爆发一次偏头疼的数学老师做了生动描述。一到周三，这位数学老师就会变得紧张易怒。而到了周四或周五的时候，这种状况就会恶化到令他无法工作的地步。到了周六他会更为心烦意乱，而到了周日就会全面爆发偏头疼。然而到了周日下午，头疼症状会渐渐消减，直至完全消失。在偏头疼逐渐消失的过程中，他会获得新生，充满创造力、满怀希望。周一和周二时他会觉得自己精神焕发、活力四射。这两天里他心情平静、极具创造力，他会在这种状态下有效地工作直至周三。周三时易怒状态再次到来，整个循环重新开始。

萨克斯用药物缓解了这位病人的偏头疼，但是他却意识到这种做法同时也扼住了此人的创造力源泉。萨克斯博士哀叹道："在治愈他的偏头疼的同时，我也终结了他在数学方面的才思……随着病理症状的消失，他的创造力也消失了。"萨克斯解释说，一般的偏头疼病人在头疼发作后可能会微微出汗并排出几品脱的尿液，他将之称为"生理性宣泄"。然而这位病人在接受药物治疗后并没有出现这种情况。同样地，心理创伤痊愈的过程中也伴随着些许热汗。摆脱忧惧的"湿冷"状态，情绪渐渐热烈，湿润的热浪涌动，在这个过程中，天生具备自愈能力的机体会融化掉被心理创伤"冻结"在机体深处的"冰山"。如果我们能容许自己经历如打战这样的由心理创伤症候引起的体觉的话，那么焦虑和绝望有时反而会成为创造力的源泉。

被困在心理创伤症候中的恰是心理创伤症候进行建设性转变时必需的能量、潜能以及资源。这种创造性的痊愈过程可能会遇到种种阻碍，比如利用药物抑制创伤症候、过于强调调整或控制创伤症状、否认感受和知觉的存在或者认为这些感受或知觉没有用处，等等。

心理创伤不是疾病，而是一种身体失调

丹尼尔·古尔曼，一位重要的科普作家，1992 年他在《纽约时报》上

发表了一篇文章，名为"无法愈合的伤口"。在这篇文章中，他记述了一种广为流传的医学观点，即心理创伤是一种不可逆转的病。在文章中，他说希望能找到一种灵丹妙药（如百忧解这样的）[⊖]，治愈这种"大脑疾病"。古尔曼在文中引用了耶鲁大学的精神病学家丹尼斯·查尼博士的话：

> 无论这种创伤来自对战斗的无休止恐惧……被困在飓风中抑或是车祸……所有不可控制的压力都会对人产生同样的生物学影响……从生物学上来看，遭受毁灭性创伤的人也许从此以后都不再是原来的样子了。

心理创伤激起了人的生物反应，这种反应需要一直保持流动性和适应性，而不应僵化且缺乏适应性。反应缺乏适应性，这不一定是病，而可能是一种失调——一种不适，可能是轻微的不安，也可能是严重的痛苦状态。不适应中也可能仍存在一定的流动性，我们必须设法使之重新回到自在和正常运转状态。如果这些被囚禁的能量不能流动，而且心理创伤非常严重，那么可能就要花很长时间和精力才能使受创之人回到平衡和健康状态。

还是在《纽约时报》上的那篇文章中，古尔曼引用了另一位研究者诺莫奥的话：

> 假如你的汽车在商场停车场上突然回火，你就会产生类似初始心理创伤治疗的感觉，你会开始冒汗，你感到恐惧，你会打战、发抖……

这位研究者提出的下一步骤是"研发抗发抖的药物"。药物可能会为我们赢得时间，从而帮助心理受创者稳定下来。然而，如果长期服药抑制机体为了应对压力而做出的平衡反应，那么创伤愈合过程就会受到阻碍。

⊖　Prozac，一种抗抑郁药。——译者注

要完成生物行为过程，机体需要即时打战发抖，正如我们在动物身上看到的那样。在《国家地理》于 1982 年发布的一段名为《北极熊之旅》(*Polar Bear Alert*)的视频中，我们可以清楚地看到这种现象。在紧张的追逐之后，人们给一只北极熊注射了一支麻醉针。在渐渐从麻醉状态中苏醒过来时，这只北极熊在恢复正常状态之前经历了一个长时间的打战过程。

如果把心理创伤当成疾病来治，所用的药物往往会抑制这种自然且具有创造性的过程，一如萨克斯博士为那位偏头疼病人治疗时出现的情况那样。无论这种修复反应是受到了药物的抑制，还是被囚禁在恐惧僵呆中抑或是被单纯的意志力克制住了，总之机体与生俱来的自我调节能力会偏离常轨。

跟一些流行看法相反，心理创伤是可以治愈的，而且很多时候并不需要经过很长时间的治疗，也无须让患者重温一些令人痛苦的记忆，更无须让患者长期服药。我们必须明白，我们不必也不可能改变已经过去的事件。存在已久的心理创伤症候就是受困能量的表现形式，就是我们应该吸取的教训。只要我们学会关注当下，过去的事情就无关紧要；每一个时刻都会是新的，都是富有创造力的。我们只需治愈当前的症状，然后继续向前。治疗时机无时不在。

避免心理创伤要比治愈心理创伤简单得多。有了本书中提供的信息和方法，我们就可以避免被可能的创伤性事件影响，以后再出现威胁性局面时，我们的适应能力和恢复能力都会提高。在很多情况下，本书中提供的信息和方法有助于我们将心理创伤导致的症状转化为促使人积极向上的经历，哪怕是存在已久的创伤导致的症状。你可以用这些技巧来帮助心理受创的孩子、配偶或朋友，从而创建一个积极的支持体系。当然，我们必须意识到，有些人可能受创非常严重，需要寻求专业人士的帮助，可能还需要接受适当的药物治疗，以恢复健康。寻求专业帮助并不是什么见不得人的事儿。你也许可以跟你的治疗师或医生推荐一下这本书，以便他们能更好地为你治疗心理创伤。

第四章

一片全新大陆

创伤不会伴随我们终生

心理受创之人出现的症状中，有一些非常令人恐惧且常常很离奇，其中包括闪回、焦虑、惊恐发作、失眠、抑郁、身心失调、封闭、无故大发脾气以及反复出现破坏性行为。曾经健康的人也会被短期之内发生的事情推到"精神失常的边缘"。一提起心理创伤治疗这个话题，大多数人就会想起退伍军人或童年时期受过严重虐待的人。

心理创伤已经是司空见惯之事，所以很多人甚至都意识不到它的存在。每个人都深受心理创伤的影响。我们每个人在人生中的某个阶段都遭遇过创伤性经历，无论它是否给我们留下了明显的创伤后应激障碍症状。因为心理创伤症候可能会在触发事件过去数年之后才显现出来，所以我们中有些受过心理创伤的人可能还没有表现出受创症状。

受创诱因和症状都极其广泛多样。如今，人们认为，心理创伤是屡见不鲜的事，甚至一些看起来无害的事都可能是它的诱因。值得庆幸的是，我们并不一定会与它终生相伴，至少不必永远如此。心理创伤是可以治愈的，甚至是可以轻易避免的。如果我们愿意接受自身中自然生物本能的引导的话，即使最奇异的心理创伤症状也是可以被解决掉的。要做到这一点，我们需要学会以全新的方式理解和感受自身。而这，对我们许多人来说，就好像进入一片新大陆一样。

新大陆

我将带你进入黑暗的史前世界，这里一度只是爬行动物的栖息地。这个史前世界还活跃在我们身体中，里面还蕴藏着我们最宝贵的个人资源。我们中的大多数人接受的教导都是，要忽略这种先天资源，依赖技术提供给我们的"优势"。我们选择接受这种答案，而没有意识到我们其实放弃了自身中很重要的组成部分。

当人类还在山顶谷底漂泊流浪、到处采集块茎和浆果、捕猎野生动物、穴居在山洞中时，我们的存活与自然世界密切相连。每一天、每一分、每一秒，我们都随时处于戒备状态，以保护我们自身、我们的家人以及我们的伙伴免受捕食者和其他危险的伤害。具有讽刺意味的是，史前人类遭遇的危及生命的事件恰恰又是当代人神经系统的塑造者，它们使我们在感知到自己的生存受到威胁时做出更有力、更全面的反应。一直到今天，当我们展示出这种天然能力时，我们还会感到精神振奋、活力充沛、强劲有力，蓄势待发等待接受任何挑战。威胁性事件唤醒了我们身体最深处的资源，使得我们能够充分体验人体的全部潜能。反过来，我们的情感和身体健康也会有所提高。

现代生活使我们利用这种进化能力的机会明显减少。如今，我们的存活越来越多地依赖我们的思考能力，而不是我们的肢体反应能力。由此带来的结果是，我们大多数人都与那个自然而本能的自我，尤其是我们身体中本可以被自豪地而不是鄙视地称为动物性的那一面有了距离。无论我们如何看待自身，从最根本的意义上来讲，我们其实都是人类动物。我们如今面对的基本挑战到来的速度相对较快，但是我们的神经系统改变的速度相对缓慢得多，所以在遭遇心理创伤的时候，跟自己的自然自我关系比较密切的人往往应对得比较好，这绝非偶然。因为不能轻易地得到蕴藏在原始而本能的自我中的资源，所以人类的身体与心理就疏远了。我们大多数人都不把自己当成动物。然而，脱离了本能和自然反应而生活，我们就是不完整的人。非动物又非全人的状态只会给我们带来许多问题，其中之一就是容易遭受心理创伤。

为了保持健康状态，我们的神经系统和心理需要面对挑战、成功地接受挑战。如果这种需求得不到满足，或者如果我们没能成功地战胜挑战，我们就会缺乏生命力，并且不能全身心地投入生活。我们中那些被战争、虐待、车祸以及其他创伤性事件打败的人承受的后果更为严重。

心理创伤

人们基本上都能认识到心理创伤带来的问题的严重性，然而却很难理解怎么会有那么多人生活在心理创伤的阴影下。最近一项对 1000 多名男性和女性进行的研究发现，40% 的人在过去三年间都经历过创伤性事件，而最常被提及的事件是：被强暴或被攻击，遭遇严重车祸，目睹他人被杀或受伤。在美国，多达 30% 的流浪者都是越战老兵，他们遭受着创伤后应激障碍症的折磨。大约 1.75 亿名美国人在童年时期经历过性侵或身体虐待。美国医学协会保守估计，多于 30% 的已婚女性以及 30% 的孕妇都曾受过配偶的家暴。平均每九秒就有一位女性被自己的丈夫或爱人暴打（而对孕妇施暴还会使她们腹中的胎儿也产生心理创伤）。

战争和暴力几乎影响到生活在这个星球上的每个人，无论是男性、女性还是孩童。在过去的数年间，曾有整个社区都被自然灾难抹平或摧毁，如雨果飓风⊖、安德鲁飓风⊖、伊尼基飓风（Hurricane Iniki，1992 年发生于美国夏威夷州）等，美国中西部及加利福尼亚州的洪水泛滥，洛马·普列塔大地震（Loma Prieta，1989 年，发生于美国旧金山地区）、洛杉矶大地震（1994 年，发生于美国洛杉矶地区）、墨西哥城大地震（1985 年，墨西哥）、开罗大地震（发生于 1992 年）以及阪神大地震（1995 年，发生于日本阪神地区）等，不胜枚举。所有受到这些事件影响的人都面临心理受创的危险，或者已经产生了心理创伤。

还有许多人，他们的创伤症状还不为人所知。比如，10% ~ 15% 的成年人都有惊恐发作、莫名焦虑或恐惧症症状。去看医生的人里面，多达 75% 的诉说被人认为心理有问题，因为他们的症状找不到合理的物理解释。我的工作使我相信，这些人中许多都有心理受创史，而这至少应部分地为他们的症状负责。抑郁和焦虑常常都伴有心理受创史，其他心理疾病也一样。心理创伤领域德高望重的研究者贝塞尔·范·德·科尔克（Bessel van der Kolk，创伤压力治疗领域的专家，波士顿创伤治疗中心的创始人）进行的一项研究表明，某家大型精神病院中的病人时常出现心理创伤症状。当时这些症状中许多都被忽略了，因为没有人认识到它们的重要性。

遭遇暴力或危险、性虐待、身体伤害和情感伤害都会深刻地改变人的一生；如今，许多人都意识到了这个事实，但大多数人不知道的是，许多看起来温和无害的事件也可能会致人心理受创。创伤的后果有时广泛而隐

⊖ Hurricane Hugo，发生于 1989 年，美国第一个损失超过 10 亿美元的飓风灾难。——译者注

⊖ Hurricane Andrew，1992 年发生于美国佛罗里达州南部，造成严重灾难。——译者注

秘。在我的职业生涯中，我发现创伤症状可谓五花八门——行为和心理问题、缺乏活力，等等——这些症状的诱因不仅有上述提及的创伤性事件，也有一些很普通的事件。

常见的事情有时也会产生创伤后遗症，这些后遗症会跟退伍军人或童年时受过虐待者承受的后遗症一样令人饱受摧残。创伤后遗症并不一定总会在致创事件发生后立刻显现。它们有时会处于休眠状态，默默地积累数年甚至数十年时间。然后，在某个受压时期，或者在另一件事的激发下，毫无征兆地显露出来；而且，也许根本看不出与初始致创事件有任何关联。于是，一件看起来很微小的事情也许就诱发了突然的崩溃，而且跟单一的灾难性事件诱发的崩溃毫无二致。

我们的无知有时会给我们带来伤害

说到创伤，我们的无知有时会给我们带来伤害。不知道自己有心理创伤，这并不会使我们避开心理创伤带来的问题。然而，因为关于创伤和创伤的治疗存在许多不可思议的误传和谬见，所以难怪人们会对自己心理受创一事矢口否认。

单单是应对心理创伤症状，不用额外为不知道自己为何会出现心理创伤焦虑、不用为创伤症状什么时候会消失而焦虑，就已经够难的了。焦虑的突然出现可能会有各种原因，其中一个原因是，当你的配偶、朋友以及亲戚都一致认为你该摆脱过去继续自己的生活时，你会产生深切的痛苦。他们希望你表现得正常点，因为他们认为到如今你应该已经学会忍受自己的症状了。再者，如果有人向你提出不恰当的建议，认为只有终生服药或者终生接受治疗才会减轻你的症状，你可能会有绝望、无意义感。而想到要跟别人谈论你的症状时，你可能会有疏离感和恐惧感，因为你的症状如此匪夷所思，你认定任何别的人都不会经历类似事情。你还怀疑，如果你真的告诉他们的话，是否有人会相信你；你还会觉得，自己是不是真的疯了。再者，随着你一次次接受测试、诊治疗程、转诊以及最终做探查手术以确定你那神秘病痛的缘由，如山的医疗账单会给你带来额外压力。你最后也不得不接受医生给你做出的忧郁症判断，因为他们找不出你这些症状的缘由。

在诊断心理创伤症状时，匆忙得出错误结论有时候也会给人带来毁灭性的后果。如果某人孩童时期并未受过虐待，而对症状进行的误判使他们相信自己在孩童时期遭受过性虐待、身体伤害或甚至习惯性的虐待，那有时也会产生不良后果。我并不是说童年时期的受虐不会发生。在我们社会的各个角落里，每天都有大量儿童被人肆无忌惮地虐待。他们中的许多人直到成人之后才会记起自己曾受过虐待。然而，就像我会在随后章节中解释的那样，心理创伤也有反作用力，它们会炮制出令人恐惧的、不可思议的过往"记忆"出来，这些过往事件看起来会跟真的一样，但实际上从未发生过。

关于心理创伤、关于创伤的治疗以及受创者的康复前景，其中谬误令人震惊。即便许多专攻心理创伤学的专业人士也对这些错误信息不甚了解。因此，这些错误信息就不可避免地会给人带来焦虑和更多痛苦。

心理受创者面对的现实

在描述某些经历的时候，我们都有过词不达意的时候。我们会耸耸肩，说："你当时要是也在就会明白。"心理创伤就是这样的经历。受创者经历的极度痛苦根本无法准确用言语形容。这种痛苦的强烈程度使任何语言都黯然失色。许多受创者感觉，自己生活在一个私人地狱中，其他人都不可能了解其中况味。虽然这种看法并不全对，但是其中相当一部分非常正确。以下是严重心理受创者所受痛苦的缩影：

我都不知道自己不怕什么。早上的时候我害怕起床，我害怕走出自己的屋子。我非常怕死……不是怕自己将来某天会死，而是怕自己几分钟之内就会死。我害怕自己或别人的怒火，哪怕它根本就无影无踪。我害怕被拒绝或被抛弃。我害怕成功和失败。我每天都胸痛，每天胳膊和腿都感到刺痛和麻木。我几乎每天都腹绞痛，有时候是类似来月经时的抽痛，有时候则是强烈的疼痛。几乎绝大部分时间里我都感到疼痛。我觉得自己活不下去了。我头疼。我每时每刻都精神紧张。我气短、心跳过快，还恐慌。我常常觉得很冷，而且觉得口干。我吞咽东西很困难。我没有精力，没有干劲。做完事情之后，我往往没有丝毫满足感。我每天都觉得不知所措，每天都有失落、无助、绝望感。我常不可遏制地大发脾气或心情抑郁。

继续你的生活

如果受了伤，请将伤口藏起。

——米切尔·马丁·摩菲 《牛仔的逻辑》

因为与心理创伤相关的症状和情感有时非常极端，所以我们大多数人（以及我们的亲近之人）都会躲避并试图压制这些强烈的反应。不幸的是，这双重排斥有时会使我们无法痊愈。我们的文化中一直对心理受创之人表现出来的情感脆弱缺乏容忍。我们几乎没有为走出情绪化事件留一点时间。我们总是被逼迫着在不可抗拒的事件发生过后迅速调整自己。

我们的文化中，排斥如此常见，以至于排斥性话语已经成了陈词滥调。"振作起来，已经过去了。你应该忘掉它。笑一个，忍住痛苦。是时候继续你的生活了。"这些词出现在你耳中的频率是多高？

谁是心理受创者

在面临危险和威胁的时候，我们能否做出恰当反应，要取决于许多不同因素：

事件本身。事件本身威胁性多大？它持续了多长时间？发生的频率多高？强烈的持续威胁性事件给人带来的挑战是最大的。反复出现（但是有间歇）的严重威胁性事件也具有同等挑战性。战争和童年时期遭受虐待是两种最常见的创伤性事件。它们往往会超出人的应对能力。

致创事件发生期间个体的生活环境。家人朋友的支持（或缺乏支持）会对我们产生极大影响。同样要紧的是糟糕的身体状况、持续的压力，疲倦或营养不良也会对我们产生重大影响。

个体的体能特征。有些人天生（基因决定）对压力事件的承受力比别人强。力量、速度以及整体身体素质在某些情况下也非常重要。比这更重要的是人的年龄或者生理发展及承受水平。对于一个婴儿来说，独自一人被留在冰冷的房间里绝对是一件要命的事儿，对于学步幼童而言则是令人恐惧的，对于一个 10 岁儿童来说则是令人忧虑的，而对于青少年或成年人来说则只是轻微的不适而已。

个人的习得技能。婴儿和孩子，或任何缺乏应对威胁性局面的经验或技能的人，更容易心理受创。在上述例子中，青少年或者成年人不仅更能忍受寒冷和孤独，而且他们可以抱怨、可以寻找调温器、可以设法离开这个房间、可以穿上毛衣，或者哪怕只是摩擦手臂。而幼童或婴儿则不同程度上不具备这种选择权。正因为这个事实，受创反应往往可以追溯到童年早期。很重要的一点是，我们要记住，无论诱发创伤的事件在他人看来如何，创伤反应的出现都是合理的。

个体根据经验对自己的危险应对能力做出的判断。有些人通过自身经历认为自己完全有能力在危险来临时保护自己，而有些人则不这么认为。

这种笃定的、来自以往经验的判断力非常重要，而且它并不完全由我们在面临威胁性局面时可资利用的资源决定。这些资源既可以是外在的，也可以是内在的。

外在资源。环境中提供的可能会给我们带来安全的东西（比如，一棵粗壮的树、石头、狭窄的裂缝、一个绝佳的藏身处、一件武器、一个乐于助人的朋友等）会让我们感到有依靠；不过前提是我们的发展水平得达到能够利用这些资源的层面。对一个孩子来说，外在资源可以是一个能尊重小孩而不是虐待小孩的成年人，或者也可以是一个安全的不会受到虐待的地方；他们的资源可以以多种形式（对小孩来说尤为如此）呈现——如一只动物、一棵树、一个毛绒玩具，甚至是一位天使。

内在资源。一个人基于经验对自己做出的判断会受到大量资源的影响。这些资源包括心理态度和经验，但更重要的是个人的本能反应，即先天性行动计划，这些是深深植根于机体中的。所有的动物，包括人类在内，都会利用这些本能反应提高自己的生存概率。它们就像预设程序一样（比如吃饭、休息、繁殖以及防卫）。如果个体健康，那么无论何时出现危险，他的神经系统会促使这些先天性防御行动计划发挥作用。比如，你的胳膊会突然抬起以保护你免受某个突然朝你扔过来的球的伤害。再或者，在走到低矮的树枝下之前那一瞬间你会低下身子。此外，先天性行动计划还包括战斗和逃跑反应。

举一个比较复杂的例子。一位女士给我讲过以下故事：她正步行回家，周围一片黑暗。突然她看到两个男人从街对面向她走来。他们的行为举止有点不对劲，这位女士立刻警觉起来。在靠近她之后，那两个男人分开行动，一人穿过街道直直向她走来，另一个则向她身后迂回包抄过去。之前的疑虑现在已经得到证实——她正面临危险。她的心跳陡然加速，她突然更加警惕，她的大脑飞速转动，寻找最佳反应方案。要尖叫吗？要跑起来吗？应该往哪边跑？应该喊什么？各种念头在她心头闪过。选项太多了，她根本来不及一一考虑。富有戏剧性的是，她的本能占了上风。她其实并没想清楚到底该怎么做，但是她突然无意识地迈着坚定的步伐快速迎着从街对面走过来的那个人走去。那个人明显被她的大胆吓住了，突然转向。而在此人失去战略位置之后，她身后的那个人也闪进了黑影中：他们被她的举动搞糊涂了。她安全了。

由于她能相信自己的直觉，所以她没有心理受创。尽管她开始时不知道该怎么办，但是她听从了自己的某个先天性防御行动计划的指引，成功地避开了攻击。

伊丽莎白·托马斯在妙趣横生的《狗狗们不为人知的生活》（*The Hidden Life of Dogs*）一书中讲了一个类似故事，讲述的是一只名叫米莎的西伯利亚爱斯基摩犬的故事，这只小狗当时两岁。一个晚上，米莎出去散步的时候与一只体型巨大且性格凶猛的圣伯纳犬遭遇，被困在了这条大狗和一条高速公路之间："在最初的几秒里，米莎的境况看起来很不妙，但是它出色地解决了遇到的问题。它高高地昂着头，尾巴轻松地高高竖起，好像一面自信的旗帜，它突然一路小跑，蹦跳着向那只圣伯纳犬跑过去。"无论是走在黑暗街上的那位女士还是小狗米莎，他们都从本能的行动方案中成功地找到解决自己面临的问题的方法。

成功或失败史。我们能否利用这些本能的行动方案，很大程度上取决于我们以往在类似情况下究竟是成功了还是失败了。

创伤的诱因

在我的整个职业生涯中，我所观察到的致创事件和创伤反应范围之广令我惊叹。有些事件，比如孩童时期所做的手术，看起来完全无害，但在个人的记忆中却意义重大。一位客户讲述了在他 4 岁时发生的对他影响很大的一段经历：

戴面具的巨人正在把我往一张高高的白色桌子上绑，我奋力反抗。冰冷而刺目的灯光中，我看到一个人戴着黑色面具向我走来。他的面具上有一股肮脏气味，这种味道让我窒息。当他把脸贴到我脸上的时候，我使劲挣扎。我拼命尖叫并别过脸去，眼前出现了可怕的幻觉，我看到了一个令人目眩的黑色隧道。醒过来的时候我躺在一个灰绿色的房间里，精神错乱。除了嗓子疼得难受之外，似乎我的身体没有任何毛病。但事实并非如此。

我有种深切而彻底的被抛弃和背叛的感觉。他们只跟我说会给我买我最喜欢的冰淇淋，说爸爸妈妈会一直在我身边陪我。但对我来说，手术之后，那个安全的可理解的世界消失了；在那个世界里我才有反应能力。一种令人绝望的羞愧感吞噬了我，我还觉得自己很坏（他的理性大脑告诉他，他一定很坏，所以才会遭到这样的惩罚）。这个毁灭性事件发生后的数年时间里，我一直害怕就寝时间到来，我有时还在半夜里醒来。我觉得呼吸困难，但是因为太过害怕，而且羞于哭出声来，所以我就一个人躺在那里，害怕自己会窒息而死。

到了六七岁的时候，来自家庭和学校的压力加剧了我的症状。我被送去见一位精神病医生。她的主要关注对象是一只毛茸茸、脏兮兮的玩具狗，我睡觉时必须有它在身边才能入眠。她没有找到我焦虑和过于内向的缘由。她的治疗方法是进一步恐吓我，她跟我说，我对这只玩具狗的依赖会在我成年之后给我带来很多问题。我得说她的治疗方法确实治好了我对这只玩具狗的依赖（我把我的狗扔了）。然而，我的症状并没有消失，而且我形成了慢性焦虑发作症，我常常头疼，还有其他身心失调症状，这些问题一直从初中持续到我研究生毕业。

许多事件都会使人在以后的人生中出现创伤性反应，这取决于此人当时对事件的感受。常见的一些先行性致创事件有：

- 胎期创伤（还在子宫内时）
- 分娩创伤
- 失怙、失恃或失去亲密家庭成员
- 疾病、高烧、意外中毒
- 人身伤害，包括跌倒和事故
- 性虐待、身体虐待及情感虐待，其中包括被遗弃或毒打
- 目睹暴力
- 自然灾害，如地震、火灾及洪水等
- 某些医疗或牙科手术
- 外科手术，尤其是乙醚麻醉下实施的扁桃体切除手术；耳科手术，以及所谓的"弱视"手术
- 麻醉
- 长期卧床；各种原因造成的幼童腿部或躯干打上石膏（扭到脚，脊椎侧弯等）

住院和医疗手术常常会使人心理受创，这个事实令许多人感到吃惊。长期卧床、住院治疗尤其是外科手术带来的创伤后遗症往往持续时间更长、情况更严重。虽然我们可能会认识到手术是必要的，虽然在手术刀切开身体、肌肉和骨头时人往往处于昏迷状态，但是身体仍把它视为危及生命的事件。在"细胞层面"上，身体会认为自己遭受了严重伤害，足以危及生死。理智上我们也许会信任手术，但是我们身体中原始本能对手术并不信任。就心理创伤而言，人通过本能的神经系统获得的认知起的作用更大，比理智大得多。这个生理事实是外科手术后人往往会出现创伤后应激反应的首要原因。

在 1993 年 7 月份的《读者文摘》上，有一篇很"普通"的标题为"诸事不顺"的文章，文中一位父亲讲述了他儿子罗比接受的一个"微小的"膝盖手术：

> 医生告诉我说一切都好。膝盖是没事儿，但是其他一切可都不好。因为罗比从药物引起的噩梦中醒来，在病床上上下翻腾——他原本是一个可爱的孩子，从未伤害过任何人——他从麻醉中醒来，用野兽般的眼睛死盯着护士，拼命拍打她，尖叫着问她，"我还活着吗？"还逼我掐他胳膊……他直直地盯着我的眼睛，认不出我是谁。

男孩被带回了家，但他的恐惧并未消失。他夜间断断续续地醒来……"他一直想吐，而我（孩子父亲）则拼命想为他做点什么，所以我就像美国郊区其他父亲那样，给孩子买玩具，这样能让自己感觉好一点。"

数以百万计的父母为此感到绝望无助，他们理解不了孩子在遭受一系列创伤性事件后发生的巨大或微妙变化。在第四部分我们将讨论如何避免成年人及孩子出现这些反应。

> 从现实意义上来讲，所有生命都相互关联。所有人都必然是相互关联的网中的一分子，他们同呼吸共命运。一人受直接影响，则全体都会受到间接影响。我的福祉永远不会实现，除非你们都实现了自己的福祉；你们的福祉也不可能实现，除非我也实现了我的福祉。我们的世界就是如此相依相存。
>
> ——马丁·路德·金（Martin Luther King）

第 五 章

创伤治疗与社区

萨满教的治疗方法

在所有记录及口述的历史中，帮助个体及社区恢复被扰乱的平衡和健康状况，一直是萨满教祭师或部落巫医的职责所在。西医花了很长时间才认识到心理创伤的可怕影响，而萨满文化则完全不同。它们很久以来就对这些创伤有所认识。萨满文化把疾病和创伤看作整个社会的问题，而不仅仅是承受创伤症状的个体的问题。因此，萨满社会中的人不仅为了自己的福祉而且也为了这个部落的福祉而寻求治疗。这种方法对当今社会中的心理创伤治疗有特殊意义。虽然认可这种治疗方法并不意味着我们都要借助萨满法师的帮助以治疗心理创伤，但是研究萨满法师的创伤治疗方法可以给我们以宝贵启发。

自古至今，巫医们采用的方法繁多复杂。然而，尽管仪式不同、方法各异，但他们对心理创伤的理解是相同的。人在遭受打击之后，他们的精神可能会与自己的身体分离。

自蒙昧时期到现在，许多文化中的巫医们都能成功地安排各种条件，唤起病人体内固有的力道强大的治疗力量。同时，通过各种方式强化部落对个体的支持，为治疗提供环境。通常，这一过程会持续数天时间，而且可能会用到一些植物和其他药物催化剂。重要的是，虽然这些仪式本身形式多变，但是被治疗者在治疗过程即将结束的时候几乎一直在发抖打战。这跟动物在释放被束缚的能量时的表现如出一辙。20 多年前，在我位于市区的办公室里，南茜就有过类似举动。

虽然我们的文化与这些原始民族的文化大不相同，但是现代社会中，许多遭受心理创伤的人常常用类似的语言来描述自己的经历。"父亲强迫我发生性关系的时候，我的精神被摧毁了"，这是一位幼年时期曾被性侵过的人对自己经历的毁灭性"损失"所做的典型描述。人们讲述自己在接受医疗手术后的感受时，总会提到这种失落和疏离感。我曾听许多女性说，"盆腔检查好像是对我身体和精神的双重强奸"。在接受实施了全身麻醉的手术后，人们往往会在长达数月或数年的时间里魂不守舍。而一些看起来很微小的事故，比如跌跤，也会给人带来类似感受，甚至会使人有深切的被背叛和遗弃感。虽然我们的文化中没有类似说法，但是我们许多人都能在精神层面感觉到创伤带来的伤害。罗德·斯泰格尔（Rod Steiger）在接受奥普拉·温弗瑞（Oprah Winfrey）的深度采访时，描述了他在外科手术后长达数十年的抑郁："我开始慢慢地走进一团迷雾中，这滑腻腻的黄色胶状浓雾渗入了我的身体，进入了我的精神……它控制了我，绑架了我的生活。"

在萨满巫术中，人们认为在治疗时我们需要朋友、亲戚、家人或者部落成员们的热情支持。这种治疗活动常常被仪式化，以集体庆祝活动的方式进行。萨满教认识到，深厚的内在联系、支持以及社会凝聚力对创伤治疗而言都非常必要。我们每个人都必须负起相应责任，治愈我们自身的创伤。我们必须做到这一点，为了我们自己、我们的家人以及我们的社会。我们要认识到我们需要人与人之间的这种联系，在康复过程中我们必须寻求团体的支持。

如今的内科医师和精神健康工作者面临着一项类似任务——使一个因为创伤而变得支离破碎的机体重新恢复完整。就创伤治疗而言，我们很需要意识到来自家人、朋友和社会等的支持的重要性。在1994年洛杉矶地震之后，恰是那些全家人一起住帐篷、吃饭及玩耍的家庭（通常都来自第三世界国家）的恢复情况比很多中产阶级家庭都好。跟社区中那些互相支持的人相比，比较孤僻的人——强迫性地一遍遍看灾情播放，听地理专家在采访中说"有史以来最大地震"——更容易遭受创伤后遗症。

我的几位来自洛杉矶的同事报告说，他们花园池塘中的锦鲤（大型金鱼）在地震前数小时紧拥成团。这些金鱼保持这种姿势长达数小时。圣地亚哥野生动物园的动物行为顾问南茜·哈维也给我讲了类似故事。我问南茜，在加利福尼亚大火灾中，当熊熊大火烧到羚羊栖息地旁之后，居住在那里的动物们有没有表现出创伤症状？她说没有，而且说发现了一种很奇怪的行为，黑斑羚群和其他的羚羊群在远离栅栏的地方聚集成群，这些动物一直待在一起，直到火被扑灭。

体感疗愈

虽然我认为萨满教重视团体支持的做法切实可行，而且我很感激在与来自几种不同文化派别的萨满祭司们一起工作和教学时所学到的东西，但是本节中所讲述的体感疗愈并不来自萨满教。我认为，其中一个重要区别是，跟萨满教相比，这种方法认为我们每个人都拥有更强大的自我治愈能力。在亲戚朋友的支持下，我们可以获得更强大的资源，在自己的心理创伤治疗之旅上走得更远。

这一部分中有一些练习，设计这些练习的目的在于帮助你治疗自己或他人的心理创伤。很明显，一个受过良好训练的专业人士会在治疗过程中为你提供指导，尤其是如果这种创伤发生在我们人生早期，或者与虐待和背叛有关时。然而，即便没有专业人士的帮助，在单独、成对或者集体练习时，这些练习也会对你产生重大影响。要记住的是，否认有时会是一种非常强大的力量。严正警告：做这些练习会激活你的创伤症状。如果你感觉无力应对或者无法摆脱，请向专业人士寻求帮助。

在体感疗愈中，你主动开始自我治疗，重新寻回或整合自身中失落或支离破碎的部分。为了完成这个任务，你需要有强烈的使自己重新完整的愿望。这种愿望会成为治疗过程中的一根纽带；通过这根纽带，你的心理与你的身体重新建立联系。随着你的创伤经历中以前被"冻结"的部分（其实就是心理创伤）在完成心理创伤治疗任务的过程中被释放出去，你会渐渐从僵直反应中走出，你的创伤于是会渐渐愈合。在走出僵直反应后，你就有可能反应更流畅，并恢复身体机能。

承认自己需要接受治疗

当部落中有人经历受创事件后，这些部落文化会公开承认治疗的必要性。然而大多数文化，其中包括我们的文化在内，都持有这种广为盛行的态度：忍耐意味着力量；无论症状多么严重，负痛前行才是英雄行为。我们大多数人都不加思考地接受了这种社会风尚。借用大脑新皮层，即我们理性思考区域的力量，我们可能能给人留下这样的印象：我们从一场极具威胁性的事件甚至战争中历劫重生，毫发无损。我们中的许多人都是这么干的。我们咬紧牙关硬撑，装得好像什么事儿都没发生一样，很大程度上仅是为了被人尊称一声英雄。

这些社会核心价值鼓吹超人，却是对个人和社会的极大不公。这种

"谆谆教诲"会误导我们重蹈覆辙，重新经历那些惨痛事件。如果我们尝试继续自己的生活，没有在第一时间听从我们身体发出的非常温和的"敦促治疗"信号，没有在它们的引导下摆脱这些可怕的经历，那么所谓的"力量"展示就不过是虚假幻觉而已。而且，创伤后遗症会一步步恶化，变得根深蒂固，成为长期症状。被"冻结"在我们神经系统中的那些未完成的反应就像没被引爆的定时炸弹，随时会在触发之下发生爆炸。在找到拆除这炸弹所必需的合适方法和支持之前，我们只能继续忍受这种莫名其妙的爆发。真正的英雄主义是有勇气坦承自己的感受，而不是压制或否认这些感受。

让我们开始吧：召唤精神重新回到身体

心理创伤带来的最重要的后遗症之一是身体和精神的分离。人在心理受创之后会感到麻木及身心分离，而肤觉的丧失是其中常见症状之一。作为恢复知觉的第一步，下面提供了觉醒练习，这个练习会在整个创伤康复过程中为你提供一些帮助。首先你需要花费 15～40 美元买一个脉冲淋浴喷头，这笔投资是值得的。

◎ 练习

每天大约 10 分钟，以下列方式冲一个温和的脉冲浴：找一个凉爽或者稍稍温暖的环境，将自己的整个身体浸入脉冲水中。将你的全部意识集中在脉冲喷头所对准的身体部位上。随着身体位置在喷头下的转换，将自己的意识调整到相应部位。将手背放在脉冲喷头下；然后用脉冲喷头对准你的手掌和手腕；接下来将它对准你的左右脸颊、肩膀、腋下，等等。一定要将全身各个部位都轮换一遍：头顶、额头、脖子、胸膛、脊背、小腿、骨盆、臀部、大腿、脚踝及脚。注意每个部位的感觉，哪怕该部位带来的感觉是空白、麻木或痛苦。在这样做的时候，说"这是我的头、脖子""欢迎你回来"，等等。另一种类似的唤醒做法是轻快地拍打自己身体的每个部位。如果经常做的话，这种做法也会帮助你的身体恢复肤觉。

　　这种简单的练习会渐渐使精神回归身体。这是向修复身体、心理及精神之间的裂痕——在创伤后遗症中，我们常常会发现这种裂痕——迈出的重要的第一步。

> 　　我认为身体比大脑更聪明。身体中的潜意识正是我们的生命源泉。正是通过这种潜意识我们知道自己活着，活着就触及了灵魂的最深处，触及了宇宙中的最生动之处。
>
> ——D.H. 劳伦斯（D.H.Lawrence）

第 六 章

在创伤的影响下

美杜莎

在这一章中我们将开始探讨掌控创伤的一种一般方法。如果能够将自身当作智慧动物看待，我们就能渐渐摆脱创伤套在我们身上的枷锁，并将它里面蕴含的强大能量转化掉。然而，我们不能直面它，否则我们会发现自己深陷在它那令人恐惧的枷锁中。正如中国的拇指铐一样，我们必须悄无声息地进入心理创伤，然后将自己慢慢地从里面拽出来。

在神话《美杜莎》（*Medusa*）中，任何直视美杜莎眼睛的人都会很快变成石头。心理创伤也是如此。如果我们试图直视创伤，它会使我们深陷在恐惧中无法动弹。在珀尔修斯（Perseus）出发去征服美杜莎之前，雅典娜警告他说不要直视蛇发女怪[⊖]的眼睛。他铭记女神的教诲，利用盾牌反射

⊖ the Gorgon，又名戈耳工，指美杜莎和她的两个姐妹，三人都是蛇发女怪。——译者注

出美杜莎的影像。正因如此，他才得以砍下后者的头颅。同样地，要征服心理创伤，我们不能与之直面相对，而要从我们的本能反应反射出的它的"影像"着手。

心理创伤如此摄人魂魄，心理遭受创伤的人会不由自主直视它的"眼睛"。不幸的是，如此一来，曾打败他们的情境就会一而再再而三地打败他们。体觉会指引我们，告诉我们哪里遭受了创伤，然后引导我们找到自己的本能资源。这些资源使我们有力量保护自己免受捕食者和其他敌对力量的伤害。一旦学会了如何运用这些力量，我们就能创造出自己的"盾牌"，"照射"出创伤，并治愈它。

在梦境、神话故事以及各种传说中，人们常常用马来比拟人的身体及其本能属性。有趣的是，当美杜莎被砍头的时候，从她的身体里出来了两种东西：飞马珀伽索斯⊖和手持金剑的武士克律萨俄耳⊖。再没有比这更恰当的比喻了。剑象征绝对真理，是神话英雄们的终极防御武器。它传达的是澄澈和胜利感、奋起迎接挑战感以及终极智慧感。马象征本能的牢固感，而翅膀则给人以动态感，飞腾、上升，给人以超越凡人的感觉。由于马象征着本能和身体，而带翅膀的马则代表转变。飞马和金剑都是吉利的象征，象征着遭受心理创伤者在征服自身的美杜莎的过程中发现的资源。

从治疗过程一开始，我们就要用到所谓的"体验感受"或内部体觉。这些感觉充当门户的作用，通过这些门户，我们发现了心理创伤的症状，或者说"影像"。由于我们将注意力贯注在这些内部体觉上，而没有直面创伤，所以我们可以解除这些被困能量，将其释放出来。

⊖ Pegasus，希腊神话中生有双翼的神马，海神波塞冬和美杜莎所生。——译者注
⊖ Chrysaor，珀伽索斯的兄弟，海神波塞冬和美杜莎所生。——译者注

"体验感受"

> 我们的感受与身体水乳交融、密不可分。我们学会在体觉的能量中遨游。

正如珀耳修斯利用他的盾牌来面对美杜莎，心理受创者也许可以用自己的感觉之盾或"体验感受"来征服心理创伤。体验感受中蕴含着转化心理创伤所必需的澄澈、本能力量和流动性。

"felt sense"，即"体验感受"一词，是尤金·简德林（Eugene Gendlin）在他的书《聚焦心理》中首创的，在他看来，体验感受：

> "不是一种心理体验，而是一种体感。是的，体感，是身体对某种情境或某个人或某个事件的意识。它属于一种内在感觉，它包括你在既定时间对既定话题的一切感知；这种内在感觉会在感知到事物之后立即将全部信息传达给你，而不是逐一传达。"

体验感受是一个很难用语言定义的概念，因为语言是一个线性过程，而体验感受并不是线性体验。因此，如果试图用语言来描述这种体验，其中的很多层面都会失去意义。

我们将"机体"定义为一种复杂的结构，它里面的从属元素相互依存，而这些元素之间的关系很大程度上取决于它们各自在整体中的功能。因此，机体的整体要大于它里面所有个体的部分之和。与此类似的是，体验感受使大量分散的信息统一成一个整体，并赋予它意义。就好像，当我们在电视上看到一个美丽影像的时候，我们看到的实际上是许许多多数字化的圆点，也就是像素。如果我们将注意力集中在个体元素（即像素）上，那我们看到的将是圆点而不是美丽的图像。同样，在听你最喜欢的曲子的时候，你的注意力不是集中在一个个的音符上，而是放在整个听觉体验上。你的体验比各个音符单纯相加要美妙得多。

体验感受可以说是一个媒介，我们通过这个媒介体验到所有感觉。在治疗心理创伤的过程中，我们的注意力集中在单一的知觉（就像电视影像中的像素或音乐的音符一样）上。在从近和远两个角度对这些知觉进行了观察之后，我们就能同时体验到这些知觉，它们就既是我们体验中的近景，也是背景，这样就创造出一个格式塔[⊖]或者完形（整体）体验。

任何事件，我们都可以从两个角度去体验：一是个体部分的角度；二是统一整体的角度。我们通过"体验感受"得到的完形体验能为我们解决心理创伤带来光明。要想驾驭治疗心理创伤时必需的本能，我们得有能力识别并运用心理创伤给我们发出的提示，而这些提示我们可以通过"体验感受"感知到。

◉ 练习

以下是一个练习，它会使你通过个人体验对"体验感受"有一个基本认识。无论你阅读这一部分内容时身处何处，请尽可能把自己弄得舒服点。

体验身体与支撑身体的椅子之间的接触方式。

感受自己的皮肤，注意衣服带给你的感受。

感受皮肤之下——那里带给你什么感受？

现在，轻轻地回忆这些感受，你如何知道自己感觉很舒服？哪些身体感觉让你有了通体舒泰的感觉？

你现在更了悟这些感受了，这是否使你多少感觉舒服些？这会随着时间变化而变化吗？

静坐一会儿，享受"感觉舒服"这种体验感受。

⊖ Gestalt，又译为完全形态、完形，是心理学概念，格式塔理论强调经验和行为的整体性，反对当时流行的构造主义元素学说和行为主义提出的"刺激－反应"公式，认为整体不等于部分之和，意识不等于感觉元素的集合等。——译者注

很好！

对自己的身体和知觉有清醒的认识，会使你的各种体验都更强烈。重要的是要意识到，舒适这种体验来自你体验到的舒适感，而不是来自椅子、沙发或你坐于其上的任何东西。去任何一家家具店你都很快会发现，你无法知道一把椅子舒适与否，除非你坐上去，通过身体知觉感受一下。

体验感受把构成你体验的大部分信息融合在一起。即便你并没有意识到，但是体验感受会告诉你，在某个既定时刻你身处哪里、感觉怎么样。它会向你转播机体的整体体验，而不是从个体部分的角度解读发生的事情。也许关于体验感受，最佳描述应是：它是由于身处活着的身体中而产生的体验，这个身体通过自己对环境的反应了解环境中的细微差异。

在很多方面，体验感受就像一条小溪，溪流沿岸风景变幻。这条溪流会由于周边环境的变化而变幻。如果河床崎岖陡峭，那么溪流流动就会充满活力；如果有岩石和杂物，则溪流会打转起旋。在平坦之处，溪流蜿蜒慢流，甚至使人怀疑它究竟是否在流动。雨水和融雪会迅速加大水的流量，甚至会使沿岸洪水泛滥。同样地，体验感受一旦对周围环境做出了判断和定义，我们就会融入所处的任何环境。这种令人惊奇的知觉中同时包括了我们内部和外部环境中的"内容"和"气候"。就像溪流一样，它改变自己以适应环境。

身体知觉（外在的）如视觉、听觉、嗅觉、触觉和味觉等只给我们提供了构建体验感受基础的部分信息。其他重要的信息是我们从身体内部意识中获得的（身体采取的姿势、张力、动作、体温等）。我们能够对"体验感受"施加影响，甚至只改变一下想法就可以做到这一点，然后它并不是想法，而是我们感受到的东西。情感也会对"体验感受"有所影响，但是它们所起的作用其实远低于大多数人的设想。有明确属类的情感比如悲伤、愤怒、恐惧、厌恶和欢乐都很强烈且直接。这类感受种类非常有限，我们很容易识别并命名它们。但是"体验感受"则不同。

　　"体验感受"包含很多复杂且不断变化的细微感受。我们体验到的感受非常错综复杂且十分微妙，不是能够用语言形容的。在阅读以下语句时，想象一下你感受到的东西比这些词汇表达出来的多多少：看沐浴在晚霞中的山峰；看蓝蓝的夏日天空上点缀着朵朵柔软的白云；去看球赛，感受赛场上的热情；感受海浪冲击岩石和峭壁时激起的水花；触摸一朵带露的盛放玫瑰或一片带露草叶；倾听勃拉姆斯的协奏曲；观看一群衣着鲜亮的小孩唱少数民族的民歌；沿着一条乡间小路漫步；和朋友开心玩耍。不带任何情感地度过一天是可以做到的，但是要想不带任何"体验感受"地度过一天，这不仅不可想象，也根本就做不到。不带任何"体验感受"地生活，这根本就与活着这种最基本的体验相悖。

　　"体验感受"有时候很模糊，然而却始终复杂而多变。它不断移动、变化、转换。它的强烈程度和清晰程度可以发生变化，使我们能够改变自己的感知，它给我们提供变化所需要的条件、提供变化步骤。通过"体验感受"，我们才能够移动、才能获得新信息、才能彼此之间建立关联，以及最终知道自己是谁。它与人类的存在体验如此密不可分，以至于我们对它习以为常、不以为然，有时候甚至不以为然到对它的存在浑然不觉，除非有意识地去注意它。

　　虽然我已经更能意识到自己的体觉，但是我发现我需要能使我进入"体验感受"的方法。以下描述的是彼得（作者名字也叫彼得，或此处就是指作者自己）生活中最平常不过的一天，你可以从中看到这种方法。

　　　我在市里劳碌奔波了一天回到家中，立刻伸手去拿电视遥控器。在我按下电视按钮前，我提醒自己要停止做这种习惯性的分心之事，要内省。最初我能清醒地意识到自己心里快速闪过的各种念头。这些念头就像嗡嗡乱飞的苍蝇。我任由那种不快感渗入我的意识。那嗡嗡声逐渐加剧。一种全身紧张感——

尤其是胸腔那里——进入了我的意识。过了一会儿，我开始注意到有些部位有不适感和疼痛感，这种不适感和疼痛感似乎还到处游走。在更充分、更轻松地吸了一口气之后，我注意到我的想法跳跃的速度慢了一些。我看到那一天中发生的有些事件历历在目。又过了一会儿，我觉得自己的后脑渐渐开始疼痛。我感到坐立不安——我的胳膊和腿抖个不停。我想着要站起来，做点事儿。然而我却始终没动。不久，我注意到自己有向前垂头的趋势。这趋势演变成了有节奏的微微的摇摆动作。我注意到自己的手心有暖意，而当它们开始微微有点疼的时候，我注意到原来我的手一直很凉。我感觉到了腹部有一点暖意，随着这暖意不断加剧、扩散，我开始留意它。电话铃急促地响了起来——这铃声很刺耳，让我很恼怒。我的胳膊一直不安地颤动，而当我去注意小鸟在窗外鸣叫时，这种动作慢慢消失了。接下来进入我意识中的是一位老朋友的形象。在认出他来之后，我有一种温暖的感觉。我注意到我的胸中有一种开阔感，我感到充盈而旷达。我在这种开阔中体验那位朋友的"被体验到的形象"。我将"愉快"这个词附着其上，感到一股宁静、柔软的悸动流入了我的胳膊和腿中，我心情愉悦（即，我有了"愉悦"这种体验感受）。

让身为心言

关于我们为何要设法更容易地接触"体验感受"，原因有很多。它能使我们更纵情享受感官体验。它是我们进入灵性状态的门径。研究（尤金·简德林在《聚焦心理》中提到的研究）表明，一般来说，跟没有将"体验感受"囊括在内的治疗法相比，将这种感受纳入治疗中会使治疗更为有效。"体验感受"使人感觉更自然——在自己的身体中感觉更踏实、更自在。它可以提高我们的平衡感和协调感。它会提升我们的记忆力，使我们更深刻地接触到那些能引导我们治愈创伤的难以捉摸的本能冲动。它提升我们的创造力。正是通过"体验感受"，我们感受到了幸福、宁静以及人与人之间的联系。这是我们体验"自我"的方式。

现如今，"相信你内心的感觉"这个说法常常被人提及，而"体验感受"是一种方法、一种途径，通过它你可以学会聆听到这种本能的声音。我们大多数人都不知道该如何帮助引导自己抵达这种意识境界。我们习惯了分离的生活方式，这种生活方式将"体验感受"排除在外。如果你也是这样的人，那么你可能不习惯与"体验感受"建立联系。不要灰心。最初确实会有点难，但是请坚持下去。你会做到的。西方文化并没有教我们以这种方式体验自身。学校只教授我们读、写、算，等等，但几乎没有哪个学校教我们任何与"体验感受"相关的内容。无论在家里、大街上或任何别的地方，这类事情从未被提及。大多数人每天都要用到这种感受，但是却极少有人培养它。我们要记得"体验感受"是人类身上一种很奇妙、很自然的能力，这一点很重要。

心理受创的人应该认识到，学习与"体验感受"和谐共存可能会很难。心理创伤的部分促因在于它阻断了我们与自己的内部体验之间的联系，而后者保护我们的机体，使之免受不可抗拒的感受和情感的伤害。也许你要花些时间才能完全信任它，才肯让内部体验进入自己的意识。要有耐心，要不断提醒自己：不一定非得在此刻体验一切。创伤治疗这趟英雄之旅需要一步一个脚印来。

利用"体验感受"倾听机体发出的声音

我们想开始聆听我们本能的声音。第一步是学会利用"体验感受"，利用它来聆听那种声音。这趟英雄之旅对人最有益的地方在于它的平和。与本能的自我建立联系，这种做法影响深远。永远不要试图强迫它。放松，慢慢来。如果你在某一刻感到失控，那你可能是过于疲惫了。下一次再遇到类似情况的时候，慢下来。这绝对是欲速则不达。有时候，"体验感受"来得很慢；而有的时候，你会突然灵光一闪，一切都在瞬间豁然开朗。最好的方法是保持开放的态度，保持求知欲。

不要试图打断、分析或解释期间发生的任何事情，只体验它，注意观察它。也没有必要专门为此挖掘记忆、情感、顿悟或任何别的事物。如果它们自然浮现，那很好，但是更重要的是不评判、不带任何情感地观察它们。观察它们，任其来去。"顺其自然"是体悟"体验感受"的最佳方式。信息会以话语、图像、顿悟和情感等方式来到你身边，而这些总会伴随着另一层感觉而来。这些知觉有时难以捉摸，然而如果你学会在非常微妙的层面观察的话，这些也是可以识别的。

学会借助"体验感受"了解你自己，这是通往创伤治愈的第一步。在此前的内容里，我将这种感觉描述为一条小溪流。随着你越来越有能力关注这些"体验感受"，你会发现，这真是一种最恰当不过的比喻。你对自己遇到的人、物、局面做出的反应开始从你的意识中通过，就好像一条不断因势而变的小溪流一样。下面的练习在之前利用了"体验感受"的练习的基础上更深入了一步。它会帮助你，使你感受这条"小溪流"是什么样子。它还会帮助你培养倾听的能力，倾听机体这个整体将要说些什么。

◉ 练习

要做这个练习，你需要一本带有大量图片的书或杂志。大型画册、自然杂志或旅行杂志、挂历等都是不错的选择。在这个练习里你除了观看这些图片之外，别的什么都不能做，因为阅读涉及的大脑区域与大脑中的感觉区域完全不同。而在这个练习里，你要强调的是直接感知。

在打开书之前，感觉你的胳膊和腿，注意它们与你坐于其上的那个物件接触时产生了什么样的知觉。接下来，将你此刻体验到的任何体觉——比如你的衣服、鞋子或头发带来的触觉——都加入进去。最后，将你感受到的其他所有知觉都加入进去，比如透气性、开放性、温度、麻刺感、颤抖、饥饿、口渴、困倦，等等。通过这个练习，回归到"体验感受"，将你的意识更彻底地带入你的身体和呼吸中。

请看第一幅图片。注意你对它做出的反应。你是喜欢它，对它没感觉，还是不喜欢它？它究竟是美、悦目、奇怪、神秘、令人印象深刻、令人高兴、很具艺术性还是什么别的？无论你的反应如何，只需注意自己的反应即可。如果你的反应分为好几部分，那么请注意这几部分分别是什么。这种情况很正常。我们几乎不可能对某事物只有一种反应。

现在，问你自己：我怎么知道这是我对这幅图片的反应？努力辨认你在看这幅图片时产生的知觉。有些知觉可能比较微妙，而其他的可能更明显些。无论如何，只关注它们。你能感到"能量"的流动或突然"停止"吗？如果你能感觉到能量的流动，那它是怎样流动的呢？是缓慢地还是快速地？向着哪个方向流动？这些知觉的流动是否有一定的节奏？是否存在于你身体中的某个特定部位？你是感觉到紧绷、松散、自在、放松、酸麻、沉重、轻松、微凉、密实、温暖、精力充沛，还是别的？留意你的呼吸和心跳。注意你的皮肤有什么知觉，注意你的身体总体而言有什么知觉。对这其中任何一种知觉进行体验都是一个切入点。

让注意力在这些知觉上停留几分钟，看看这些知觉是否会变化。它们可能会保持原样，可能会消失，可能会变强或变弱，也可能会变成别的知觉。注意这些变化。无论发生了什么，只关注就行。如果这些知觉渐渐让你觉得不舒服，你可以暂时转移自己的注意力到别处去。

转向下一幅图片，重复刚才的过程。随着你渐渐对这种过程越来越熟悉，你可以继续往前翻页，以让自己觉得舒服的速度前进。在初步学习了如何利用"体验感受"之后，你也许会发现，如果你速度慢一些，注意力主要集中在感知和知觉上的话，你就更容易"触摸"到它。

稍后，我将介绍专门针对体觉（躯体知觉）和情感知觉——与心理创伤相关的练习。由于某些情感与心理创伤症状纠缠在一起，所以我们有必要学会如何对它们进行探索。而且，因为情感有时会非常强烈、难以抗拒、惊心动魄且诡秘复杂，所以它们是我们在应对"体验感受"之路上要应对的另一种特殊挑战。大多数人都发现情感是一种非常有趣的探索话题，它比单纯的知觉要有趣得多。然而，如果你想要学会利用"体验感受"，尤其是如果你想要学会利用"体验感受"来解决心理创伤，那么你必须学会识别你的情感反应下潜藏的生理现象（即知觉）。知觉来自创伤症状，而创伤症状来自受抑制的能量；这种能量正是我们在这个过程中必须要应对的东西。通过知觉和"体验感受"，这种巨大能量会被渐渐解压，并被利用来转化创伤。

我得再次提醒你，要和缓、自在地进行，不要对自己体验到的事物附加任何形式的诠释或评判。只任由你体验到的事物带着你进入下一个体验即可。虽然这个练习你可能已经有点熟悉，但请像初次接触那样对待它，就好像你之前从未做过类似练习一样——这样，你会从中得到更多。

◉ 练习

这个练习里，我们不再用书或杂志，而要用到照片或纪念册。一本家庭影集，或者一本含有某次旅行或你人生早期纪念物的剪贴簿，都是很好的选择。无论什么图片，里面基本上都应是你非常熟悉的人或地方。还是老样子，在这个练习中你只可观看图片，其他什么都不可以做。

首先感受自己的胳膊和腿，注意四肢与坐具的接触处有什么感觉。将你体验到的其他任何体觉补充进去。在练习过程中，时不时地这样做几次。这会帮助你的意识更深入地进入你的身体。

打开第一幅图片或第一页，如果你拿的是一本剪贴簿的话。注意你对这幅图片的反应。它唤起了你的什么情感？你是感到开心、好笑、欣赏、微微生气、困惑、伤心、生气、爱意绵绵、感激、尴尬、憎恨、恼火、恶心、怀旧还是别的？所有这些情感都不一样。我们对它们的体验感受也不一样。无论你的反应是什么，只需关注。如果你同时有好几种反应，请注意这些反应分别是什么。你的反应究竟是强烈的还是温和的？你如何知道它是强烈还是温和？如果你能从自己的体觉这个角度对这个问题进行回答的话，那么你就向学会利用情感带来的生理暗流迈出了一步。

现在，问你自己：我怎么知道这是我对这幅图片做出的情感反应？努力识别潜藏在反应之下的知觉。这些知觉中，有一些也许很强烈，也有一些可能要微妙些。无论如何，只关注它们。你有没有感觉到张力或能量的存在？如果有，力道是多大？能量是多少？又存在于身体的哪个部位？请注意自己的呼吸、心跳以及贯穿你全身的紧张感的活动路径。注意你的皮肤有什么感受。你的身体整体而言有什么感受？你的反应让你感到紧张、强烈、毛茸茸、平滑、粗糙、紊乱、麻木、灼热、松弛、闷热、放松、沉重、轻松、凉爽、稠密、温暖、充满生气、刺痛、振动、颤抖、黏滑、坚实还是别的什么？这种感受藏在你身体的哪个部位？如果这种知觉很多，请问问自己它们是什么引起的。如果你感到能量在流动，感受一下它的流动方式是怎样的——是缓慢还是快速？流动方向又是哪里？这种知觉是否在膨胀？它位于哪里？请尽可能地精确定位。你怎样知道自己的反应是什么？

如果你注意到你正在用到一些通常被认为是情感的词，那么挑出其中一个，问你自己：我怎么知道我感受到了情感？因为情感是建立在与过去的联系的基础上，所以照片或者纪念物也许会唤起你对其他事件的回忆。只需以同样方式关注那些随这些记忆而来的感觉。不断提醒自己要将自己感受到的事物当作感觉去感受、描述，而不是将其当作情感或想法。

转向下一幅图片，重复以上过程。记住，速度要足够慢，要慢到能够注意到随这些图片出现的知觉。对每一张照片或剪贴簿上的每一页，要停留几分钟，体味它们带来的感觉，看看这些感觉是否会变化。它们也许会保持原样，也许会消失，但也许会变得更强烈。不论发生什么，只需关注即可。

如果这些感受或知觉渐渐太过强烈或令人不快，请有意识地将你的注意力转移到你曾有过的某个令人愉快的经历上，或者转到你能够想象出来的令人愉快的经历上。将所有的意识都集中到这次经历带来的躯体知觉上。将注意力转移到其他知觉上，这有助于平息那种令人不舒服的感受。记住，悬而未决的创伤有时力量非常强大。如果这些练习或者本书中的其他任何内容不断让你觉得不可忍受，那么你就要立刻停止练习，稍后再进行，或者去向受过良好培训的专业人士寻求帮助。

如果你的大脑中出现了可怕的景象，请一如既往地温和地关注它给你带来的知觉。有时候，知觉太过强烈，我们就先看到可怕的影像。知觉才是最终能帮你从心理创伤走出的事物，无论致创事件是什么。也许你最终会知道致创事件究竟是什么，也许你终究还是不会知道。但是目前，你只管放心，只要你能跟随自己的反应走，渐渐地你就不会再执着于弄清楚它究竟是真实还是虚幻的了。就算确实需要知道致创事件究竟是否真实存在，比如要保护一个可能会面临危险的孩子，你也可以占据更有利的位置，有效地应对局面。

要注意的是，创伤能量有时会与某些看法紧密相连，比如深信自己被强奸或虐待过。我们可以质疑这些看法，尤其是如果这些看法并非真实的话，这样也许能释放一部分创伤能量。如果你也属于这种情况，请休息休息，多给自己一些时间来处理这些新信息。尽可能长久地停留在你体验到的知觉上，在出现怯懦感或虚弱感时不要着急。无论哪种感觉其实都是能量释放的信号。不要强迫自己做太多，不要超出自己的负荷能力。如果你感到疲惫，可以小憩一下，或者早点上床睡觉。人类神经系统的部分优点就在于它始终在不断进行自我调节。今天解决不了的事情也许等某天你更强大、更智慧、更有能力应对时就可以解决了。

"体验感受"中既有生理元素，也有心理元素。我在以下两个小节中大致描述了它们之间的关键区别点。第一小节的着重点放在机体如何通过生理机能进行沟通交流上面，第二个小节主要阐述的是机体赖以运作的一些心理习惯。我希望讨论到的这些内容会帮助你提高你在生理和知觉层面对"体验感受"的利用能力。

机体的沟通交流方式

机体有自己的交流方式，关于这种交流方式，随着对本书阅读的深入，你会对它有更多了解。从上面的练习中已经可以清楚地看到它的交流沟通方式中的一些重要特点。请回想刚才那个练习。你是否注意到，在描述知觉的时候，你用来描述生理知觉的词都是你熟悉的词？如果你之前从未触摸过什么"毛茸茸"的东西的话，你就不会知道"毛茸茸"是什么样的感觉，而且机体也就不会用"毛茸茸"这个词来形容自己体验到的事物。机体用自己已经知道的事物来形容自己正在经历的事物。这都并不是真的。一种感觉可以让人感觉毛茸茸、粗糙、用玻璃做的或者用木头或塑料做的。很明显，"感觉像是"这个词才是描述中的关键所在。其实你身体里并没有什么真正毛茸茸或粗糙的东西。你体内也没有木头、玻璃或塑料成分，除非你遭遇过极糟的外科手术。但是那些知觉让人想到了这些东西。这都是比喻而已。然而，人的知觉也可以是实实在在的，它们有时候会跟我们通过器官、骨头以及肌肉接收到的信息相吻合。

机体并不只利用物理实体的特点进行交流沟通。它还利用那些被我们称为记忆的影像进行交流。引起心理创伤的能量非常强大。心理创伤所引起的情感包括愤怒、恐惧以及绝望等。如果你的身体选择通过影像告诉你，你体内存在这些能量——设想一下你可能会看到的那些影像会有多少种，可能有无数种。但是它们都会有一个共同点——它们不会是美好可爱的。人们常常会犯的一个错误是，他们会把这些视觉交流看作现实。一个心理受创的人也许会最终相信自己被强暴或折磨过，而机体试图传达的真实信息却是他现在体验到的这种感觉像是被强暴或折磨。而真正让他们产生这种感觉的可能仅是曾接受过可怕的手术、经历过车祸或者童年时期被忽略。实际上可能是任何类似事情。

当然，有些影像确实是我们的真实记忆。曾遭受过强暴或折磨的人在产生影像的时候会从这些经历中取材。有过类似经历的孩子可能会不记得这些事情，直到数年之后才记起来，这也很常见。即便这些影像是真实存在的记忆，我们也得明白它们在心理创伤治疗中扮演的角色。与记忆相关的那些解释、看法及判断有时会挡在路上，使我们无法彻底进入或加深"体验感受"。伴随这些影像而来的感受对我们来说很宝贵。为了我们自身，我们要弄明白这些感觉带给人的感受是什么样的以及它们会如何变化，这很重要。

知觉和"体验感受"

在研究生理学的时候，我们要意识到的第一件事是，"体验感受"与意识密切相关。它们之间的关系有点像是观景，或者从感觉的角度来讲，像是感受景物。意识意味着体验眼前存在的事物，不去试图改变或评判它。每当你发现自己在说或想，"这意味着……时"，你其实正在将自己的理解附加在自己的体验上，而这就会将你带出意识之外，进入心理范畴。作为直接意识带来的一种结果，事物的意义在创伤治疗中确实能起到一定作用。但到目前为止，重要的是要将注意力集中在自己的体验上，而不是自己的看法上。关于意义在心理创伤治疗中的重要性，我后面会讲到更多。

知觉是物理现象，它们会影响我们的整体感受（或体验）。以拿起一块冰块为例。能影响到我们对冰块的感受的知觉有：冰冷、光滑、坚硬及方块形状。所有这些对我们完全理解冰块来说都非常重要。内在知觉在这方面也有同样作用。在最初开始的时候，你一定要反复确认自己的确将某种特定知觉的每个特点都带入自己的意识，你可以通过做记录来确保这一点。这种做法有着特别重要的意义。你有时会遗漏掉某种知觉中的某些特征，原因可能是你视它们为理所当然，或者因为你没有任由整个知觉都进入自己的意识，或者可能是因为这些特点比较微妙或难以捉摸。

一块刚从冰箱里拿出来的冰块不但很冰凉、坚硬、光滑以及呈方块状，而且可能会有点粘手。过一会儿之后，它就会变得湿漉漉的而不是粘手了。先是粘手，然后湿润，这就帮我们完善了我们对这个冰凉的、坚硬的、光滑的、方块状物品的勾画。我们的某个内部体验也一样，就像那个冰块一样，如果你用意识来容纳它一会儿，它就会有所改变。一旦你意识到它们，这些内部知觉就总会转化为别的什么东西。任何这种改变通常都会促进能量和活力的自由流动。

节律：所有上帝子民都拥有的东西

> 你不可能拔苗助其生长。
>
> ——无名氏

人的知觉有无数种。简单的意识之所以如此重要，部分原因正在于此。你的感受会帮助你更容易地注意到各种知觉之间的细微差异。在生理学中，微妙的知觉和节律跟显而易见的知觉和节律一样重要。

关于"体验感受"，我想说的最后一个特征是，它与节律的重要性相关。生理现象的出现是有周期的。这些生物学节律对我们转化心理创伤极为重要。最初的时候，你可能很难有耐心等它们进入你的意识，因为它们的步调比我们大多数人的生活步调要缓慢得多。创伤之所以会出现，其中一个原因就在这里。我们没有给我们的自然生物节律留出它们完成某个过程所需要的足够的时间。在大多数情况下，我在这里所说的周期至多只需要几分钟就可以完成，但是这几分钟时间是非常必要的。你能注意到这些节律的第一个地方是在知觉的起伏中。在你踏着它自己的步调——不可拔苗助长——留意某种知觉的全部特性时，这种知觉会转变为其他事物（另一种知觉、影像或感受）。

你现在已经了解了对"体验感受"加以利用的基本要点。将它当成一个工具，当成一个会帮助你了解你自身这个复杂的、生物学意义上以及精神意义上的机体的工具。"体验感受"简单而优雅。然而，它实际上比最强大的电脑还要复杂千万倍。它由意识和感觉组成，它微妙、多样、富有节律。如果你已开始对它的原始而精妙的元素有所理解，那你就已经走上正轨了。

> 我坚信，人类的独特性并不在于他恢宏壮丽的人性中；我们只能在那些古老的、人类与动物共有的历史特征的衬托下才能看到它。
>
> ——康拉德·洛伦兹

> 我们的情感、恐惧及反应世界生机勃勃，它们组成的世界就像一片大森林，里面生长着各种动物；其中的感受就好像是野生动物，这些"动物"从我们的身体"边界"中偷溜出来，或胆怯而警惕地偷偷窥视，或鬼鬼祟祟地悄悄走动，或狡猾地大步阔行，它们把我们和我们未知的自我联系在一起。
>
> ——保罗·谢泼德

第七章

动物体验

人类的生理基础随着从原始泥浆里爬出来的最早生物一起进化；虽然我们非常想另作他想，但我们的出身无可更改。我们的基本生物学机体并没有什么思想或思考，只有对所见事物的本能反应。在人类机体中，有些冲动是默默无闻的，还有一些则是强大而引人注目的。无论人类的推理、感受、规划、构造、综合、分析、体验及创造能力进化到多么高等的程度，我们从原始的过去到现在始终都拥有的那种不可捉摸而本能的治愈能力是无可替代的。

其他动物也这么做

大自然赋予了几乎所有生物在面临危险时相似的神经系统反应。然而，在所有物种中，只有一种物种形成了长期的心理创伤后遗症——这个物种就是人类，而动物只会在被驯养或在严格的实验室环境中长期处于压力状态下才会出现这种类似的后遗症。在这种情况下，它们才会形成严重而长期的创伤反应。

这一启示引出了以下问题：

- 既然对威胁做出反应的神经系统设计精良，并且在所有动物身上都运转良好，那为什么人类就无法充分地利用这一系统呢？
- 是因为我们不知道该如何利用它吗？
- 我们是不是忽略了这个系统？
- 为什么人类很容易遭受心理创伤？
- 动物们所做的哪些事情是我们没有做的？
- 我们能如何向动物们学习？我们能从它们身上学到什么？

在自然世界里，我们正在讨论的这些存活反应是很正常、很健康的，而且它对动物们有利。当动物们遭遇生死事件时，它们会很快摆脱最初的休克反应，并迅速恢复过来。它们的反应是在一定时间期限内进行的，并不会转变成长期的反应。观察这一行为能使我们理解我们自身中存在的、能帮我们成功地克服心理创伤的本能能力。我们还可以学会如何不干扰自己的本能。

体悟"体验感受"能给我们提供一个背景，使我们与自身的动物本能重新建立联系。了解、体验及感受会使我们把注意力集中在创伤愈合点上。大自然并没有忘记我们，是我们忘记了它。心理受创者的神经系统并没有被破坏，它只是处于一种假死状态。重新发现"体验感受"会使我们感觉到温暖和活力。这种感受同时也是重新唤起我们本能的能量处理过程——这个能量处理过程是在心理创伤产生时被中断的一种温和而不具威胁性的方式。这一过程的完成会避免人形成长期性的创伤后遗症。我们有内置的机制，专门响应并促成心理创伤的自然解决。有些机制是我们和其他动物共有的；而有些则是我们独有的——尤其是我们那高度发达的思维和语言过程。

现在我们转向大脑中对创伤来说极具重要性的一个部分。每个动物的大脑中都深藏着一个"爬虫类大脑"。我们的本能就藏于其间。要想有意识地利用治愈心理创伤的资源，唯一的途径就是通过知觉和"体验感受"。感觉是"爬虫类大脑"的语言。从生物学和生理学角度来讲，"爬虫类大脑"对每个动物来说都是必要的，人类也不例外。大脑中的这片区域中预设有本能的行为程序，这些程序确保了物种的存活（自我保全和种族繁衍）。控制身体生命机能的本能变化就是受制于大脑中的这片区域。"爬虫类大脑"是高等生命进化的基础。虽然在更高等动物身上，该部分大脑的机能可能会得到提升或者似乎被忽略，但是这部分大脑中主管的那些行为是解开创伤神秘面纱的钥匙。正是这些行为使得我们能感受到自己身上的动物性。

倾听"爬虫类大脑"发出的声音

> 他说，不是它的错。噢，没错，莱克斯说，它吃了我们，而这不是它的错。它是一只食肉动物。它这么做不过是出于自己的本性而已。
>
> ——迈克尔·克莱顿（Michael Crichton）
> 《侏罗纪公园》（*Jurassic Park*）

对爬行动物来说，自觉的选择根本就不存在。每一种行为、每一个举动都是本能的。本能，也仅仅是本能，控制着寻找食物、栖息地以及寻找合适配偶以进行繁衍等种种行为。所有的自卫策略都以基因方式被编进了一个原始而高效的大脑。这些行为都是节律型周期的一部分，而对这些周期，爬行动物自己是没有任何控制力的。日复一日、年复一年，千万年来，这些生命"仪式"被反复重复。为什么呢？因为它们能起作用。

一只昆虫向一只在木头上晒太阳的蜥蜴爬过去。蜥蜴的舌头闪了一下，昆虫不见了。蜥蜴并没有停下思考自己究竟饥饿与否，它也没想过这只昆虫究竟干不干净、可不可以吃。它也从不去想自己这一天里卡路里摄入量的问题。它只是吃而已，就像睡觉、繁衍、逃跑、僵直、战斗等一样自然。这种受本能控制的生命形式非常简单。蜥蜴没有什么记忆、没什么计划性、也没有什么要学习——控制着它的一切行动的是本能。

作为哺乳动物，黑斑羚和猎豹（见第一章）的大脑中都既有一个"爬虫类大脑"，也有一个更精巧复杂的被称为"脑边缘系统"的大脑。脑边缘系统存在于所有高等动物中（其中包括我们在内），它是复杂的情感和社会行为产生的基本位点，"爬行动物"脑中不存在这样的大脑。这些行为并没有取代那些起源于"爬虫类大脑"的本能冲动，它们补充、提升了这些本能冲动。脑边缘系统从"爬虫类脑核"那里接收冲动，并对接收到的信息进行详细说明。相比爬行动物而言，进化飞跃给了哺乳动物更多选择。

黑斑羚在一起啃食、交流，并作为一个整体逃避危险，这都是在脑边缘系统提供的额外信息的基础上进行的。除了逃跑这种本能反应之外，黑斑羚还渐渐理解并记住了，待在群体中会提高个体存活的可能性（年幼的黑斑羚在受到威胁时会试图重新加入种群——见第一章）。因为有了脑边缘系统，所以情感也有所进化。情感为哺乳动物提供了更为发达的信息存贮和交流方式，也为理性大脑的进化铺平了道路。

我们的思维能力本身就是从本能矩阵中进化出来的。引导物种形成思维、发展语言的限定性因素是受本能控制的。在健康的人类身上，本能、情感以及思维能力共同作用，在既定情况中为我们提供了可能的最广泛的选择范围。

自然合一

> 悬浮、摇摆、飘动，作为海洋中最脆弱且又没有实体的动物，水母能用以自卫的就是整个海洋的力量，它将自己的行为和意愿都托付给了大海。
>
> ——厄休拉·勒奎恩（Ursula Le Guin）
>
> 《天均》（*Lathe of Heaven*）

昆虫爬进了蜥蜴舌头的伸缩范围，然后就消失了。黑斑羚嗅到了危险，紧紧地依靠在一起向安全地带跑过去。这些例子说明，动物们将外部情况转化为本能反应的潜能来自自身。动物和环境是一体的，刺激和反应之间密不可分。

水母或变形虫的例子极其生动地说明了这两者之间的协调统一。在一片跟自身并没有太大区别的液体介质中飘荡前进，变形虫跟它的周围环境步调一致、共同进退。环境的最细微的改变都会引起变形虫的即时反应。比如，变形虫会改变自己的方位，向食物的方向前进或躲开有毒物质。变形虫接收到的外部信号和它的反应几乎同步发生、浑然一体。

这种协调统一对所有机体的存活来说都至关重要。没有了它，我们就不可能对机遇和危险做出适当而及时的反应。这种协调统一性的载体就是人或动物的身体。在人类身上，这种协调统一是以知觉和"体验感受"的形式呈现出来的。

协调统一

> 第一个足迹是一串足迹中的最后一个。在遥远的另一端，一个生物正在移动；一个神秘生物，每走一段路就会留下关于它自

身的一些线索，告诉你关于它的更多信息，直到你几乎能看到它，甚至快要走到它身旁时。

——《追踪师》(*The Tracker*) 中，汤姆·布朗对
威廉·乔恩·瓦金斯如是说

在当今这个世界上，大多数人都无法停留在当下、意识不到自己的内部和外部世界之间的细微差异。然而，这种意识却仍然是许多土著人机能中的关键所在。请想想野外世界中土著追踪者的体验。

为了对周围环境保持敏感，追踪者必须全神留意自己的动物反应和"体验感受"。这样做不仅能使他更清醒地了解自己的反应，而且能使他了解自己的猎物的反应。追踪者和他的猎物就这样合为一体。猎物生病或受伤、饥饿或疲惫时，他都知道。他知道什么时候猎物会出来捕食或交配，他知道它睡觉时间是多长。通过灌木丛旁雪花的吹落方向和积压程度，他知道自己的猎物曾在哪里睡过觉。在大风猎猎的高原上，虽然没有任何痕迹，但是追踪者会利用自己与猎物之间的"同一性"为自己指引方向。本能会告诉他猎物去了哪里。他和他的猎物心灵相通。

即便追踪者跟自己追踪的猎物已经完全水乳交融，他仍然必须对自己身处环境中的一切刺激（即信息）保持清醒。他也许会被反追踪，或者至少有可能会被其他或饥饿或好奇的动物观察。为自己的安全起见，他需要利用自己的"体验感受"，全神贯注于当下此刻。这样他那经过精心调谐的感觉才能使他留意到最轻微的声音或举动。在身体内部，他无形的直觉可能已经向他发出了警戒信号，告诉他某些地方不对劲儿。各种气味、各种颜色，鲜亮而充满生命活力。一切都进发着生机。在这种觉醒状态下，追踪者可能会在原本很普通平凡的事物——一根嫩枝、一只毛毛虫、叶子上的一滴露珠中发现美。

在对这一切保持敏感的同时，追踪者会感到一种深切的幸福感。他随

时准备做出反应，他全神警惕然而又很放松。他的"定向反应"处于最佳运行状态，这给了他信心和安全感，使他觉得自己有能力成功地识别并迎接自己遇到的任何挑战。

对野生动物来说，这些本能反应意味着存活——这些本能使它们能与周围环境合为一体，而这使它们得以存活。对人类来说，如果能利用这些动物反应，就能得到更多好处。这些动物反应提高了我们建立联系和享受生活的能力，给我们带来活力和生机。如果我们身心健康、未受任何心理创伤，这些本能反应会给我们带来更多官能享受，使我们的生活更丰富多样、充满奇迹。

定向反应

> 鸭嘴龙继续进食，就在距他几英尺的地方。格兰特看着它扁平的上喙顶部那两个细长的气孔。很明显，这只鸭嘴龙嗅不到他。虽然它的左眼正盯着他看，但是不知为何那只鸭嘴龙对他无动于衷。他想起前一天夜里那只霸王龙看不见他的事。他决定做一个实验。他咳嗽了一下。鸭嘴龙立马停止了所有动作，它的大脑袋突然不动了，它的双颌也不再嚼食，全身上下只有两只眼睛还在转动，寻找声音的来源。然后过了一会儿，当发现似乎没有什么危险时，这只鸭嘴龙又继续开始嚼食。
>
> ——迈克尔·克莱顿，《侏罗纪公园》

想象一下，你正在一片开阔的草原上悠闲地漫步，一个黑影突然快速闯入你的视线。你会有什么反应？你之前的所有动作会本能地停止。你的身子也许会稍稍屈下；在你的自主神经系统被激活的同时，你的心跳速度会有所改变。在这一瞬间的"骤停"反应过后，你会双眼圆睁。不自觉地，你的头会向黑影的方向转过去，你会试图确定它的位置，辨认出它是什么。请感觉一下你的肌肉，它们处于什么状态？

你的脖子、脊背、腿部以及双脚的肌肉都在合力使你转身，而你的身体此时正本能地挺直、上伸，你的眼睛会眯起来，你的骨盆和头会平行摆动，好让你对周围环境有最佳的全景式视角。你的内在状态怎样呢？在看到黑影时，你身体中那些无形的部分有什么感受、什么感觉？大多数人会警觉、会全神贯注，想知道那个黑影是什么。也许还有一丝隐隐的激动和预感，敦促你弄明白那个黑影是什么。也许还有一丝危险感。

当动物们感觉到周围环境的变化时，它们的反应是寻找变化的来源。这种寻找也许不过是一只眼睛慢慢地转动一圈，扫视一下周围。动物会确定自己的方向，向着潜在的配偶或食物源方向前进，同时远离危险。如果环境中的变化并没提示有危险、有食物或有潜在配偶，那么动物会继续自己之前的行为。动物们感受并对环境中的新鲜事物做出反应的行为被称为定向反应。

这些本能反应跟促发这种反应的"爬虫类大脑"一样原始而古老。它们使动物连续不断地对不断变化的外在环境做出反应。所有的动物（包括人类在内）的肌肉运动与敏感度之间都存在这种协调性。尽管我们跟蜥蜴和黑斑羚之间存在很大差异，但是周围环境中的新声音、新气味以及新动静也会使我们做出一样的基本反应。

伟大的俄罗斯生理学家伊万·巴甫洛夫在他那本具有里程碑意义的书里承认并描述了这种定向反应。因为这种反应与生俱来，所以他将之称为"*shto eta takoe*"反射。从字面上字对字翻译的话就是"它是什么"反射。然而，如果翻译得更精确些，意思更接近于"那是什么"或者"怎么了"或者"嘿！伙计，发生什么事儿了"，它强调的是反应中隐含的那种吃惊和好奇。人们普遍认为这种双重响应（反应和问询）是适应行为的显著特征。对人类以及其他动物而言，期待、吃惊、警惕、好奇以及感知危险的能力都是运动知觉和感性认知的形式，而后者又都起源于适应系统。在心理受创者身上，这些资源都减少了；通常，任何刺激都会激活"僵直（创伤）反应"而不是适宜的定向反应（即一听到汽车回火这个词，心理受创者可能会因恐惧而瘫软）。

定位反应是动物适应环境的首要方式。这些反应不断地彼此交融混合、相互适应，最后出现各种反应、各种选择。这种确定"它"在何处、"它"是什么、"它"危险或合意与否的过程首先在潜意识中进行。

最近我的一个朋友安妮塔给我讲了一个故事，这个故事生动地阐释了这种动物本能的作用过程。在横穿非洲的旅途中，她、她的丈夫和他们3岁的孩子在肯尼亚进行了一次游猎。他们乘坐一辆厢式货车穿过马赛马拉大草原，中途停下来休息。她和她丈夫在车里相对而坐，她丈夫坐在一扇开着的窗户旁，而他们3岁的儿子坐在他大腿上。他们当时正在讨论他们见到的一些动物，我的朋友发现自己突然毫无理由地扑到车厢对面"砰"地关上了丈夫和儿子身旁那扇开着的窗。然后她才看清——清醒地意识到——一条蛇从车厢外的草丛里钻出来，离她儿子的脸只有几英尺远。

这位母亲的反应发生在她清醒地意识到蛇之前。稍有延迟就可能会造成致命后果。本能大脑常常会在我们清醒地意识到刺激之前就定位、组织并发起对刺激的反应。

逃跑、战斗或僵直

在格兰特观察的时候，一只前臂慢慢地伸出，扒开了那些动物们脸旁的蕨类植物。格兰特发现，那只前臂肌肉非常发达。那只"手"有三根指，每根指的尖端都是弯曲的利爪。那只臂小心地、慢慢地伸进了蕨类植物中。格兰特感到一阵寒意，他想，它在狩猎我们。人类这样的哺乳动物对爬行动物们的狩猎方式异常陌生。难怪人类痛恨爬行动物。那种寂静、沉着以及步调，全都跟他们的对不上。身处短吻鳄或大型爬行动物之中，你会明白这是一种完全不同的生命形式、一个完全不同的世界……

——迈克尔·克莱顿，《侏罗纪公园》

一些物种已经进化出了特别适合它们生存的机制。为了避免被发现和攻击，斑马进化出了伪装；龟类有了龟甲；鼹鼠会挖地洞；狗、狼会顺从地打滚。战斗、逃跑以及僵直行为如此古老，出现得甚至比"爬虫类大脑"还早。这些生存工具在所有物种身上都有发现，从蜘蛛和蟑螂到灵长目动物及人类，无一例外。

普遍而古老的自卫行为被称为"战斗或逃跑"策略。如果形势需要它进行进攻，受到威胁的动物就会奋起战斗。如果受威胁者很可能会输掉战斗，那么可能的话它会撒腿逃跑。这些选择无须经过深思熟虑，它们像程序一样被精心编织在"爬虫类大脑"和脑边缘系统中。当逃跑和战斗都无法确保这只动物的安全时，它还有另外一道防御线：僵直不动，这个策略对动物生存而言跟战斗和逃跑一样普遍而基本。出于一些说不清道不明的原因，这种防御策略在生物学和心理学中都很少被重视。然而，在威胁性局面中，这种生存策略一样可行。在许多情况下，它甚至是最佳选择。

从生物学层面来看，成功并不意味着赢，而意味着存活，所以只要能达成这个目的，手段如何全无所谓。目标就是能活着直至危险解除，然后稍后再处理相应后果。大自然并没有对这些策略进行价值评判，没有说哪种策略更高级。在郊狼从装死的负鼠身旁走开后，负鼠会从僵直状态中恢复并走掉，它才不会介意自己当时是否本可以以更佳方式做出反应。动物们并不会将僵直视为无能或软弱，人类也不应该有这种看法。

逃跑或战斗以避开危险，这些行为的目的都显而易见。但是僵直反应的功效则不那么明显，虽然它作为一种生存机制的重要性并不亚于前两种。

从根本上来讲，只有大自然才能决定哪种本能反应能提高一个物种的整体存活率。动物甚至人类在威胁面前都无法控制究竟要不要进入僵直状态。当动物认识到自己陷入困境、无法通过逃跑或战斗逃脱时，僵直状态会给它们带来许多好处。

首先，许多捕食动物都不杀或者不吃一只僵直不动的动物，除非它们极其饥饿。僵直是一种假死状态，它会误导捕食者，使它们以为这动物的肉可能有害。这种欺骗行为使得猎物会有机会逃脱。

其次，捕食动物很难察觉到不动的潜在猎物。而如果猎物的毛色或外表很具伪装性的话，捕食动物就更难察觉到它们。有些动物只能看到移动着的猎物。比如，青蛙和蜥蜴就看不到草上的昆虫，除非这些昆虫动起来。此外，许多捕食者不会对不动的猎物发起攻击；无生气的身体引不起它们的攻击欲。

再次，如果捕食者碰到的是一群猎物，那么群体中某个个体的瘫软会使它暂时分心，这样群体中的其他动物就可以逃脱。

最后，所有动物都是食物链上的一环，要么是捕食者，要么是猎物，在这样的世界中，僵直反应是大自然提供的一种止痛机制，目的是将被捕食者的濒死痛苦降到最低。

回归正常活动状态

我曾强调过僵直反应，因为它常常会给人类带来创伤。动物们一般而言不会出现这样的创伤后果，无论它们以何种方式"装死"。如果仔细对动物进行观察，我们会明白它们是如何做到这一点的。

一群鹿在一片森林空地上吃草。一根树枝突然折断。鹿群立刻警觉——随时准备逃进森林中去；但如果已经陷入困境，它们也许会拼死一战。每只动物都静止不动。它们肌肉紧绷，仔细倾听并嗅着空气中的气味，想查明声音的来源。在确认没什么危险之后，它们会重新悠闲地嚼完自己的下午餐，清洁并照顾它们的幼崽，然后在温暖的阳光中取暖。再来一个刺激又会使它们回到极度警觉的状态（高度警觉），它们会又一次随时准备逃跑或战斗。数秒之后，在发现没有切实的危险之后，鹿群再次继续之前的活动。

通过双筒望远镜仔细观察鹿群，我们可以看到从被激活的高度警觉状态到比较正常而放松的活动状态的切换。在动物们确定自己并未遭遇危险时，它们常常会开始打战、抽搐并微微发抖。这个过程开始是脖子上半部分、耳朵附近部分非常轻微的抽搐或颤动，然后会蔓延到肩部、胸部，最后到身体下部的腹部、骨盆和后肢。肌肉组织的这种细微颤抖是机体调控迥然相异的神经系统活动状态的方式。鹿一天中要几十次甚至上百次地经历这种有节律的周期循环过程。这个循环在鹿每次受刺激时都会出现。动物们轻松自在而又有节奏地在放松的戒备状态和高度戒备状态之间转换。

◉ 以动物为师

野外的动物不但使我们了解了生物学意义上的自愈过程，而且为我们提供了健康和活力标准。它们使我们有幸看到，如果我们的反应也完全出自本能的话，我们的机体会怎样运转。动物们是我们的老师，它们向我们亲身示范了大自然的平衡状态。

在创伤治疗中，其中一个难题是对致创事件的内容的过度关注。遭受心理创伤的人往往会将自己视为幸存者而不是有本能自愈能力的动物。动物从威胁中反弹的能力可以为人类树立模范。它给我们指出了方向，告诉我们如何找到自身中与生俱来的治愈能力。我们必须关注自身中的动物本性，依此找到那种本能策略，将自己从创伤后遗症中解放出来。

第八章

生物学如何变成了病理学：僵直

舞台已经搭好

创伤症状的形成过程是螺旋式的，它们最初开始于一些原始的生理机制。这一形成过程的核心是僵直反应，一种由"爬虫类大脑"唤起的自卫机制。

要应对威胁，机体可以战斗、逃跑或者进入僵直状态。这些反应是一个统一的自卫系统的构成部分。在战斗和逃跑反应遭到挫败之后，机体在做出最后一个选择，即僵直反应时，会本能地收紧。在收紧时，原本会通过战斗或者逃跑策略释放出去的能量会被放大增强并被束缚在神经系统中。在这一激动而焦虑的状态下，处于受挫状态的战斗反应会突然转变成愤怒，而受挫的逃跑反应则变成了绝望无助。个体于是进入了一种充斥着愤怒或无助的静止状态。在这个"舞台"上，它仍有突然返回到疯狂的逃跑反应或进行狂暴的反击的可能。如果机体能够通过逃跑或者自卫将能量释放出去，并由此解除威胁，那么创伤就不会形成。

另一个可能的情形是上述收紧会继续，一直到愤怒、恐惧和无助不断累积至活跃状态，彻底把神经系统压垮。到了这时候，僵直会占据上风，个体会要么僵直要么瘫软。接下来就会是，那种强烈的被封冻起来的能量没有被释放出去，而是跟那不可抗拒、高度活跃、充满恐惧、愤怒以及绝望的情绪化状态紧紧捆绑到了一起。

大脑新皮层罪责难逃

为什么人类不能像动物那样自由地在不同的反应间切换呢？其中一个原因是我们那高度进化的新皮层（即理性大脑）。它非常复杂、非常强大，它可以通过恐惧和过度控制，对"爬虫类大脑"生成的微妙的恢复性本能冲动和反应进行干预；它还尤其会轻易地忽略我们的一些温和的本能反应——比如那些引导我们释放能量从而实现创伤治疗的反应。能量释放过程要想取得令人满意的效果，就必须由"爬虫类大脑"发出冲动，然后由这些冲动发起并驱动能量释放过程。新皮层必须详细阐明这些本能信息，而不是控制这些信息。

新皮层并不够强大，不足以忽略机体对威胁和危险做出的本能的自卫反应。从这方面来看，我们人类其实仍与我们的动物本性密切相连。然而，动物并没有高度进化的新皮层来干扰它们，所以它们能通过能量释放过程重新恢复机体的正常机能。人类之所以出现心理创伤，是因为本能循环过程已经启动，然而却因为受到阻碍而没有完成整个循环。如果推动这个循环过程实现完整循环的本能反应被新皮层否决了，人类就会遭受心理创伤。

恐惧和僵直

一般情况下，僵直反应在动物身上的持续时间非常有限，基本是瞬间到来，瞬间消失。人类的僵直反应不会那么容易自行消失，因为被锁在神经系统中的大量能量被恐惧和担忧这些情感囚禁起来了。结果是由恐惧和僵直构成的恶性循环圈接管了这种能量，使整个反应过程无法正常结束。如果因为被阻碍而无法正常结束，这些反应就会形成创伤症状。正如恐惧和愤怒标志着僵直反应的开端一样，它们在很大程度上还决定着这种反应的萦绕不去——虽然切实的威胁已经消失。

如果从背后悄悄靠近（也许在它啄食谷粒的时候）并轻轻地抓起一只鸽子，它就会进入僵直状态。如果将它头下脚上地倒置，它会继续保持那种僵直状态好几分钟，两只爪子僵在空中。而一旦摆脱这种僵直状态，它会站直身体，跳走或飞走，好像什么都没发生一样。然而，如果这只鸽子首先受到了某个靠近的人的惊吓的话，它会挣扎着逃走。如果它是在被疯狂地追逐了一阵儿之后被抓住并被强力扑到，那它也会陷入僵直状态，但是在此情况下，相比第一种情形而言，这只受惊小鸟的僵直状态持续的时间会长得多。在摆脱僵直状态后，它也许会拼命地扑腾、拼命地啄任何可能的目标，或者没头没脑跌跌撞撞地飞走。恐惧强化并延长了僵直状态（即，赋予它以力量）；同时，它还使恢复活动过程变成了令人害怕的事。

"这样进去，就自然会这样出来"

如果我们在高度活跃和惊吓中进入了僵直状态，那么我们会以同样的方式走出这种状态。"这样进去，就自然会这样出来"，这是美国陆军流动外科医院的医生们在谈到受伤士兵时常说的一句话。如果一个士兵在恐惧、惊慌的状态下接受手术，那他可能会在狂乱的定向障碍状态下突然从麻醉中醒来。从生物学上来看，他的表现就像一只动物在被惊吓、被捕捉之后，为了自己性命而搏斗。狂怒地反击或疯狂地试图逃脱，从生物学来看，这种冲动反应是适宜的。被捕捉的猎物在从僵直状态中走出之后，如果捕食者仍在现场，那么它们存活的唯一机会可能就是激烈的反抗了。

同样地，遭遇强暴的女性在渐渐走出休克状态之后（经常是在数月或数年之后），常常会有杀死施暴者的冲动。在某些情况下，她们也许会有机会将这一冲动付诸实施。这些女性中有一些已经受审并被判以有预谋的杀人罪，因为这种时间间隔被认为是当事人在进行预谋。由于人们对这一生物学现象的误解，所以可能会出现不公正的审判；其实很有可能的是，这些女性中有相当一部分人是在强烈的、延误的自我保护反应的驱使下做出这种举动的，她们在从骚动不安的僵直状态中走出后，在愤怒和反击心理的驱使下，做出了这种反应。这些报复性行为也许是一种生物学反应，而不一定是有预谋的报复。这种谋杀中，有一部分原本是可以通过有效的创伤后休克治疗避免的。

在创伤后焦虑中，僵直状态主要在内部力量的作用下持续。强烈的反击冲动如此骇人，以至于受创者常常会将这种冲动内化，对准自己，而不是将之从外部发泄出去。这种内爆式怒火会表现为焦虑性抑郁以及各种各样的创伤后压力症候。跟那只疯狂地试图逃脱，却被抓住，又成为囚徒的鸽子一样，渐渐走出僵直状态的心理创伤受害者常常会受困于自己的恐惧——害怕突然恢复活力、害怕自己会出现暴力。他们深陷在恐惧、愤怒以及僵直构成的恶性循环中无力自拔。他们为全力出逃或疯狂反击做着准备，却又因为害怕会出现针对自身或他人的暴力而继续深受抑制。

跟死了一样

在第七章里，我们讨论了僵直反应对被捕猎动物而言的生物学优势。

欺骗捕食者使之认为它的猎物已经死了，这一招常常奏效。然而，捕食者并不是这场游戏中唯一会以为自己的猎物已经死了的"选手"。处于僵直状态的动物在生理上也会看起来跟死了一样。动物们有时会由于过度服用僵直反应之"药"而真的死掉。"爬虫类大脑"对动物的生和死有终极控制权。如果它反复接收到信号说这只动物已经死了，那么它也许会加以配合。然而，在大多数情况下，"爬虫类大脑"并不会反复收到动物死亡的信号，所以不会有很严重的后果。这只动物会在僵直状态中停留一段时间，然后会通过颤抖释放能量摆脱这种状态。整个过程才算完结。

由于人类的大脑高度发达，所以从僵直状态中走出的过程相对要复杂一些。由于恐惧、愤怒等情感，害怕针对自己或他人的暴力，或者害怕被恢复活动过程中释放出来的能量压垮，所以人类的僵直反应会一直存在。然而这些并不是阻碍僵直反应完成整个流程的唯一因素。害怕死亡也是一个原因。我们的新皮层告诉我们，僵直状态跟死亡状态差不多。而死亡又是人类竭力要避免的事情。动物们没有这样的抑制性意识；对它们来说，生和死都同属一个系统，都只是生物学状态中的一种。但是人类明白死亡意味着什么，所以我们很害怕死亡。我们甚至在梦里都在逃避死亡。你有没有梦到过自己往下坠而就在触地（或落水等）前一刻醒来？你有没有梦到过被某个一心要害你的人（或物）追赶而就在致命一击（或一刀、一枪等）落下来那一瞬间突然醒过来？僵直反应给人的感觉就像死了一样，这个事实就是人类无法充分拥抱这种"体验感受"直至其完成整个自然过程的另一个原因。人类害怕这种感受，他们会竭力阻止僵直反应完成整个过程。因为我们大多数人既无法忍受进入也无法忍受摆脱僵直状态，所以心理创伤症状就会日渐累积、滞留，并越来越棘手。

如果我们能容许自己体验仿佛被"冻住"的类似于死亡的感觉，并同时能解除伴随这种状态而来的痛苦，那么我们就能够在僵直状态中自由出入。不幸的是，这种事儿并不是"咬紧牙关忍一忍"就可以做到的。机体会很轻易地既从外部也从内部感受到危险。随着僵直反应发展成恐惧、愤怒或死亡体验，我们的情绪也会非常激动，正如我们在事件发生时的反应一样。从僵直状态中走出，方法是在相对安全的情况下一步步地通过"体验感受"感受它。记住，虽然看起来这个过程十分漫长，但其实从僵直状态中走出所需要花费的时间相对来说是非常短暂的。

这是一种累积效应

创伤后症候并不是一夜之间形成的。僵直反应需要数月时间才会固化成长期症状。如果我们知道如何做的话，我们完全有充裕的时间在我们对某一不可抗拒事件做出的反应固化为症状之前，解决掉其中那些未完成的生理反应。可惜，我们大多数人既不知道该如何做，甚至也根本没意识到自己可以有所作为。许多人就这样从不可抗拒事件中走开，带着大量令人痛苦、悬而未决的创伤。

从生理层面来看，后来出现的每次僵直体验和再僵直体验都跟初始体验相同；但是有一个重要的不同点。每一次进入僵直状态时，被调动起来应对这种局面的能量总量会增加，这是由于再进入僵直状态带来的累积效应。新增加的能量不可避免地会引发更多创伤症状。僵直反应并不仅仅会转变成慢性、长期症状，它的强度也会增加。随着被"冻结"的能量不断累积，那些竭力想要盛容这些能量的症状也会不断累积。

生物机能的病变原理

如果我们大脑新皮层中的大片区域都被摧毁——无论是因为手术还是事故，我们的机体都还仍能运转。然而，一旦"爬虫类大脑"或其相关组织出现任何损伤，动物或人类行为模式都会发生重大变化。我们会出现重度机能失调，比如睡眠、活动、攻击、进食以及性行为模式发生变化。实验室试验表明，有些动物会完全瘫痪，或者异常活跃。它们也许会进食过少或过量到危及生命的地步，要么会不自觉地饮水。它们也许会过度沉浸在性行为中没有余力去关照自己的其他需求，或者也可能正相反，对性行为没有任何兴趣，以至于不去交配、繁衍。这种变化会令动物们如此难以适应，以至于它们无法在正常条件下存活。对大脑中的原始区域进行电刺激也会引起这种适应不良症。而创伤后压力也能成为适应不良的诱因（虽然可能达不到同等程度）。

关于创伤的病理学原理，可以认为是对旨在帮助神经系统调节其激活能量的活动（生理活动、行为活动、情感活动或心理活动）使用不当。病理现象（即创伤症状）在某种程度上而言就成了机体的安全阀门。这种安全阀放出的压力刚刚够系统保持运转。除了有提高机体存活率的功能和减少痛苦的功能外，僵直反应还是神经系统"电路"中的一个关键断路开关。没有了它，严重而不可逃脱的情势中那种强烈的激活状态极有可能会使人类因为负荷过多能量而死去。事实上，即便从僵直反应中演化而来的创伤症状，你想想假如神经系统没有它们来充当安全阀门的话会怎样。这样一想，你就也会以欣赏和感激的态度来看待它们。在病理学中，机体会设法争取"体验感受"的帮助，从而体验所有可以加以利用的想法、感受或行为，它利用这些想法、感受、行为来盛容生死攸关时激活的、未被释放出去的能量。由"爬虫类大脑"控制的机能（如吃饭、睡觉、性行为以及一般性的活动）为创伤症状的萌芽提供了广阔而肥沃的土壤。厌食、失眠、滥交以及躁狂症都只是其中一小部分症状而已，在机体的自然功能出现紊乱时，这些症状就会出现。

> ……能量是纯粹的快乐。
>
> ——威廉·布莱克（William Blake）

第九章

从病理到生理的转变："解冻"

第八章中探讨的如火山喷发般的创伤能量被困在恐惧和僵直状态合成的枷锁中。要想从创伤中走出，关键在于将僵直状态（正常情况下延续时间有限）与恐惧解绑。受惊的动物在从僵直状态中走出来之后也会这么做，它采取的方法是充分做好反扑准备，或疯狂地乱窜试图逃脱。为了活下来，拼命战斗或逃跑时被调动起来的所有能量，在动物摆脱僵直状态时会重新爆发式地出现。人类在摆脱僵直状态的过程中常常会被突发且不可抗拒的情感巨浪紧紧扼住。因为我们并没有立即对这些"巨浪"采取行动，所以这些能量会跟狂怒和恐惧建立联系。恐惧，以及担心会出现针对自己及他人的暴力，会再次激活我们的僵直反应，并以"冻结"恐惧的形式将这种反应无限扩大。创伤的恶性循环圈就此形成。

重新审视南茜的病例：再迈一步

在我帮助南茜放松时（见第二章），她开始摆脱长期困扰她的僵直反应。这种亢奋，以及长期抑制着她的生活的愤怒和恐惧情绪，突然有了出口。在对内心中想象出来的那只攻击她的老虎做出反应之后，南茜完成了一个积极的逃脱反应，从而成功地（在数十年之后）摆脱了被"封冻"起来的能量。在逃避那只臆想老虎的过程中，南茜成功地调动了一种强烈的、从生物学角度而言非常合适的反应，这使得她当场释放出了僵直状态释放能量时引起的亢奋。（在那种高度亢奋的状态中）南茜用一种积极的反应替换掉了先前的无助反应，等于说做出了一种生理抉择。几乎就在同一时间，她的机体明白自己无须再停留在僵直状态。从根本上来讲，创伤反应的核心是生理性的。也正是在生理层面，治愈过程会渐渐开启。南茜成功完成了转化的生理原理，如图 9-1 所示。

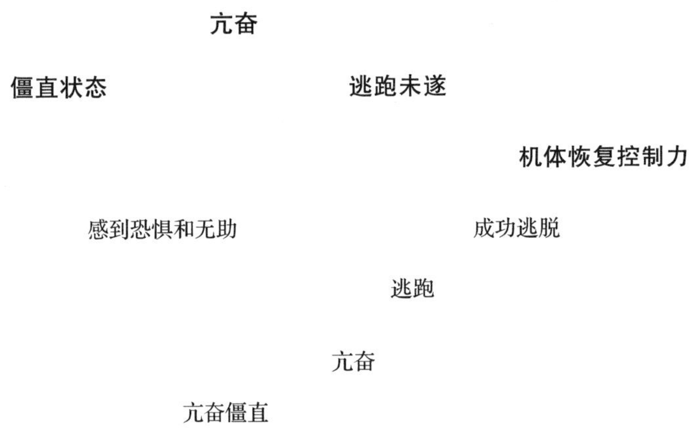

亢奋

僵直状态　　　　　　　**逃跑未遂**

　　　　　　　　　　　　　　　机体恢复控制力

感到恐惧和无助　　　　　　　成功逃脱

逃跑

亢奋

亢奋僵直

图 9-1　南茜成功完成转化的生理原理

一切都与能量有关

僵直反应中蕴藏的力量以及恐惧、愤怒和无助等创伤情感从根本上来讲都是生物能量。我们使用和整合这种能量的方式决定着我们是否会继续处于僵直状态，是否仍会被压垮，或者是否会摆脱僵直状态、恢复正常。我们有很多利好消息。如果能得到适当的支持和指导，我们能够战胜自己的恐惧。如果能充分地利用我们高度发达的思维和认知能力，我们就能有意识地摆脱创伤反应。这个过程需要循序渐进地进行，而不能冒进求成。在应对那种极易发作、极不稳定的愤怒、恐惧和无助等情感时，最好是一次一小步、一步一个脚印地进行。

完成僵直反应的内驱力会一直保持活跃，无论这个僵直反应已经存在多久。在我们学会如何驾驭这种力量之后，这种内驱力会成为我们最棒的帮手，它会帮我们摆脱创伤症候。这种内驱力会持续存在。即便我们没有把事情处理完美，它也会始终在我们身旁，再给我们一次机会。

南茜的成功"治愈"是由于她从"虎"口逃生的那关键一刻正好是她最为恐慌亢奋的时刻。情况似乎是，南茜只有一个机会，要么逃跑并治愈创伤，要么跌回令人不可抗拒的无助和焦虑的漩涡中。在对南茜进行诊询之后的这些年里，我渐渐弄清了创伤治疗这个难题。我发现，关键在于要能够循序渐进地、和缓地解决掉被困在创伤症状中的强大能量。

马吕斯

以下描述的是一个年轻人在心理创伤治疗路上的奇幻旅程，它展示了创伤治愈策略的完善过程。马吕斯是个身材瘦小、聪明、内向、长得有点孩子气的因纽特人。他 20 多岁，出生在格陵兰一个遥远的村庄里，并在那里长大。我问他是否可以将他的诊询过程写进一本书，并保证说会隐去他的名字和身份信息，他的眼睛睁大了。"可以，没问题……我觉得很荣幸，"他说，"不过能不能使用我的全名？这样如果我的家人和我们村的朋友读到你的书时，他们就知道你书中所说的人是我了。"于是我就在此讲讲马吕斯·因努苏塔普·克里斯滕森的故事。

马吕斯在位于丹麦的哥本哈根市参加了一个培训班，进行课程培训。他说自己有焦虑和恐慌的倾向，尤其是跟他崇拜并希望得到对方赞许的人在一起时更加如此。这种焦虑在他身体上表现出的症状是两腿发软、右腿剧烈疼痛，而且还常常伴有反胃症状。在向我描述这种体验时，他头脸发热，浑身冒汗，两颊通红。在探讨这些感受的过程中，他讲述了在他8岁时发生的如下故事。

他独自去山中漫步，在返回的途中，遭到了三条狗的围攻，右腿被严重咬伤。他忆起当时疼痛难忍，在一位邻居的怀中醒来，并忆起他父亲进了门，对他恼怒万分。父亲的排斥让他感到很痛苦、很生气、很受伤害。他尤其记起自己的新裤子被撕烂了，裤子上到处都是血。在描述这些的时候，他明显很烦躁。我请他再跟我讲讲那条裤子。那条裤子是他妈妈那天早上给他的惊喜，是她用北极熊皮专门为他做的。至此，他的感受突然转变，明显地流露出愉悦和自豪。在兴奋中，马吕斯紧紧地将双臂抱在胸前，好像在感受那毛皮的柔软，仿佛沐浴在那条新裤子带来的温暖中："这条裤子跟村里其他男人的一样，是猎人们穿的那种。"

他更兴奋了，生动而细致地描述着初见那条裤子时的那一幕。

他想象着用手抚摸那条裤子。

"好了，马吕斯，"我问道，"你能在那条裤子里感受到自己的双腿吗？"

"能，我能感受到自己的双腿，很强壮，跟村里那些猎人的腿一样。"

随着影像和体觉感受经历一点点展开，他看到了一大片石头。我让他感受那条裤子，然后让他看着那片岩石。

"我的腿想跳起来；两腿感觉很放松，不像平常那样紧张。它们像弹簧一样，又轻便又强壮。"他说看到一根长棍子的形象，这长棍子在一块石头旁边，他去把它捡了起来。

"到底是什么？"我问道。

"一根矛。"

他继续说道，"我在追踪一只大个北极熊。我跟猎人们在一起，但杀死熊的人肯定是我。"（当他想象自己跳过一块块岩石去追踪猎物时，可以看到他的大腿、骨盆和躯干肌有细微动作。）"我看见那只熊了。我停下来，将矛对准它。"

"没错，"我说，"在全身体验这种感受，感受你的脚踩在岩石上，感受你腿部的力量，感受你脊背和胳膊的弯曲，感受所有那种力量。"（在"做梦时间"进行的这种游戏可以帮助刺激他的本能的攻击行为，而这些行为在他被狗攻击而精神崩溃时被阻碍了。它帮助培养了他的捕猎反应，这种反应最终会中和他在被攻击时做出的僵直瘫软反应。）

"我看见矛飞出去了，"他说。我又一次看到他的身体做出了一些细微的调整动作；他的腿和胳膊此时在微微颤抖。我鼓励他体验这些感觉。他跟我说感到了一阵阵的兴奋和愉悦。

"我做到了！我用矛刺中了它！"

"那些猎人现在在干什么？"我问道（仍是为了唤起他的捕猎冲动）。

"他们把熊肚子剖开了，将内脏拿了出来，然后把皮剥掉……来……做裤子和大衣。然后他们会扛着熊肉回村里。"

"感受你的裤子，马吕斯，把手放到腿上。"我继续帮助他利用腿部知觉储备资源。这些资源可以随时间累积，会渐渐增加他逃脱的可能。

他的眼里开始泛起泪花。

"你能做到这一点吗？"我问。

"我不知道……我害怕。"

"感受你的腿，感受你的裤子。"

他突然提高音量用因纽特语喊了起来。"……是的，我切开了熊腹，很多血……我把内脏取了出来。现在我要剥开它的皮，我要把皮剥下来。毛皮油光发亮。很美的一张皮，又厚又软和。肯定会非常暖和！"

马吕斯的身体又开始发抖，那是兴奋、有力且带有征服性的震颤。这种激活／亢奋非常强烈，从他全身上下都能明显看到。这越来越接近他在被狗攻击时的状态。

"感觉如何，马吕斯？"

"我有点害怕……我不知道以前有没有过这种强烈的感受……我觉得还行……我感到非常强大有力，身上充满能量，我想这样做是可行的……我不知道……太强烈了。"

"感受你的腿，感受你的脚，用手摸那条裤子。"

"我现在感觉镇静些了，不是激动……更像是一种力量。"

"好，不错，很好。现在开始往下走，往村里走。"（我在引导这个新补充了能量的人回到心理受创那一刻。）

几分钟过去了，然后马吕斯的身体弯了下来，他一动不动。他心跳加剧，脸涨得通红。"我看见狗了……它们向我冲过来了。"

"感受你的腿，马吕斯，摸摸你的裤子，"我厉声命令道。"感受你的腿，睁大眼睛看看。发生了什么事儿？"

"我要转……转过身去。我看见狗了。我看见一根杆子，一根电线杆。我往电线杆那儿跑。我不知道我竟然记得这个。"马吕斯脸色苍白。"我越来越虚弱。"

"感受你的裤子，马吕斯，"我命令道，"用手感受你的裤子。"

"我在跑。"他面色恢复了。"我能感受到自己的腿……我的腿很强壮，跟踩在岩石上一样。"他的脸又苍白了，他喊了出来："啊……我的腿，跟火烧一样……我动不了了，我想动，但我动不了……动不了……我动不了了，现在腿没感觉了……我的腿没感觉了，我感觉不到我的腿了。"

"转身，马吕斯。转向那条狗，看着它。"

这是关键时刻。我递给马吕斯一卷纸。如果他现在僵呆的话，他会再次遭受创伤。他抓住那卷纸，使劲扭着它，其他小组成员，包括我在内，都极其震惊地看到他扭扯那卷纸时惊人的力量，一卷纸差点被他扭成了两段。

"现在转向另一条狗，直视它……直视它的眼睛。"

就在这时他发出了愤怒和胜利的尖叫。我让他在他的体觉中沉浸了几分钟，融入那强烈的感觉中。然后我又让他看。

"你看到了什么？"

"我看到那些狗……浑身是血，都死了。"（他前面在想象中杀死并取出北极熊的内脏为他杀狗做好了准备。）

他的头和眼睛慢慢转向了右边。

"你看到了什么？"

"我看到了那根电线杆……上面有螺栓。"

"好，感受你的腿，感受你的裤子。"

我要让他跑，以便完成逃跑反应过程。但是我还没来得及说出口他就叫了起来，"我要跑掉……我能感受到我的腿，我的腿强壮得跟弹簧一样。"他的全身都在颤动、发抖，从他的裤子可以看到有节奏的起伏。

"我在爬……爬……我看到它们在下面……它们都死了，我安全了。"他开始轻声啜泣，我们顿了几分钟。

"你现在什么感觉？"

"我感觉被一双强有力的臂膀抱着；那个人把我抱在怀里，他的手握着我的手。他把我抱在怀里。我感到很安全。"马吕斯跟我描述了村子里的几道栅栏、几座房屋。（他一直在轻声啜泣。）

"他在敲我家的门。门开了……我父亲……他很难过，他跑去拿了条毛巾……我的腿流了很多血……他没有生我的气，他很担心。很疼，肥皂弄疼我了。"马吕斯的啜泣现在很沉稳和缓。"很疼。但我哭是因为他没生我的气……我看得出来他很担心、很害怕。我感觉腿不抖了，刺痛感消失了，感觉很平静很温暖。他是爱我的。"

随着马吕斯继续轻轻颤抖，他的身体突然出了一层湿热的汗。我问他，"既然你知道父亲是爱你的，你的身体现在是什么感觉？"一阵沉默。

"我感到温暖，很温暖，很平静。我现在不用哭了，我没事儿了，他当时只是吓坏了。他并不是不爱我。"

重新协商

最初的时候，马吕斯脑中对那次事件的唯一印象或记忆是满是鲜血的裤子、被撕裂的血肉以及他父亲的排斥。然而其中也有治愈心理创伤的积极因子，那就是他的皮裤子。这条裤子成了一个引子，促成了他与致创事件之间的"重新协商"。

那条被撕成条的血淋淋的裤子的意象在马吕斯脑中浮现，同时也唤起了他在收到这份礼物时的幸福感。在（回想）"收到"这份成人礼那一刻，他非常开心。"进山散步"是一个开始，是治疗前的"斋戒沐浴"。他的裤子在这次"漫步"中是一个"电源体"。通过诊询刚开始时"高兴得想跳起来"，马吕斯激活了自身资源，使它们进入了运动模式，这对他的治疗来说是必要的，它最终消解了他的僵直反应。

心理受创者的后天资源随着他亢奋程度的加剧而不断增加，这个时候他就能成功地完成与心理创伤之间的"重新协商"了。随着我们从致创事件的外围渐渐进入僵直反应的核心，患者悬而未决的僵直模式就会随着激活状态的加剧而被更灵活、可解决的模式消解。

我鼓励马吕斯跟着他的裤子一点点地追溯最初的积极体验，然后往创伤性的、"被封冻"起来的"致创核心"走，就在这个过程中，愉快的体验跟他先前的被挫败和被排斥体验建立了联系。这给他提供了新的资源——正常的攻击和反应能力。有了这种新找到的自信，在看到石头的意象时，马吕斯的资源开始往一块儿聚集。在从一块石头跳到另一块石头、发现并捡起那根棍子的过程中，马吕斯自身中的创造"程序"进一步开发了这些资源，驱使他向前进，去面对即将到来的挑战。他扮演攻击者，跟那些猎人一样，追踪想象中的那只北极熊，而我在同时观察他的身体反应。通过想象和感受自己的有力的双腿，马吕斯有了更多资源。正是这种力量感使他看到并杀死了危险的猎物。最后，在几近狂喜的状态下，他取出了那只想象中的北极熊的内脏。我们要明白，虽然这段经历是想象出来的，但是它至关重要。因为体验感受的存在，对马吕斯来说，这段经历其实无论从哪方面——心理、生理和精神来讲都跟他的原始经历一样真实。

　　在后续事件中，他遇到了真正的考验。体力充沛、欢欣鼓舞的他调头往村里走。他的意识范围已经扩大。自事件发生之后他第一次看到并描述了那条路和那些狗。之前，他脑中并没有这些影像，这一幕一直被抑制在他的记忆之外。他注意到自己正在躲避那些狗，正在往电线杆那边跑。在感受到了自己腿上的力量之后，马吕斯不再是僵直反应的囚徒。他现在可以有所选择。杀熊之后，他体中能量爆满、跃跃欲试，这能量被转化成了逃跑的能力。这才仅仅是开始，他只是有跑的能力了，但还没有逃脱的能力！我让他转身去面对攻击他的狗，所以他不至于再次陷入僵直状态。这一次，他反击了，最初是愤怒地，后来则是欢欣鼓舞地；这种欢欣鼓舞跟他之前杀熊、掏出熊内脏时的感受一样。整个计划成功实施。马吕斯现在取得了胜利，他不再是个失败的受害者。

　　然而，重新协商过程尚未结束。接下来，马吕斯转身向电线杆跑去，准备逃跑。很多年前他已经有过这种举动，但是直到此刻，他还未能真正完成它。在新资源的帮助下，他通过逃走完成了逃脱过程。从线性时间角度来看，这也许不可能，因为他已经杀死了攻击自己的狗。然而，对他的本能来说，这完全是合乎逻辑的。他现在完成了僵直反应过程，这个反应自他8岁起就被"封冻"在时间中了。一年之后，我重返丹麦，马吕斯已经不再为那种焦虑所困扰。他与创伤之间的"重新协商"使他发生了永久转变。

体感疗愈：分步进行重新协商

这种与马吕斯的童年创伤进行重新协商的分步式"虚构"疗法中包含了许多要素。我所经历的上千次诊询教会我，马吕斯的体验很大程度上是虚构的，但这并不是因为他是土著人，而是因为广泛存在的真理是，与创伤之间进行的"重新协商"本身就是充满诗意的英雄之旅。这是属于我们所有人的旅程，因为我们都是人类动物——虽然我们中有些人从来都未曾踏出城市一步。心理创伤治疗过程可以使我们超越社会和文化局限，它具有更大的普遍意义。与南茜突然逃离想象中的老虎相比，马吕斯与创伤之间的"重新协商"相对更和缓些。

体感疗愈是一种温和的一步一步跟创伤进行"重新协商"的方法。体验感受就是工具，用来接触并逐渐调动被心理创伤症状"冻结"起来的强大力量。这种方法有点像慢慢地一层层剥开洋葱皮，小心地使创伤性内核显露出来。关于这些操作方法的开发，对其从技术层面进行探讨不在本书的内容范围之内。

重要的是要认识到，创伤治疗需要耗费时间。康复之路上既有充满戏剧性而令人动容的时刻，又有和缓而平淡的时候。虽然马吕斯的治疗过程充满虚构、富有戏剧性，但是解决他心理创伤的关键在于承认并使他重新得到一个有反应能力、资源丰富的人应具备的原始反应。

马吕斯的治疗之旅无疑能给我们带来启发。我们需要记住，他的治愈根本上在于他从生理上释放掉了被困在僵直反应中的大量能量。我们可以沿着马吕斯走过的路，共同找出办法，循序渐进地接触并利用被压制的能量。

对我们每个人来说，掌控心理创伤的过程是一段英雄之旅，这旅程中既会有创造力迸发和深刻学习的时候，也会有艰苦漫长需要努力的时候。在这个旅程中，我们要在不被压垮的同时，为自己找到一条安全温和的摆脱僵直状态的路径。我们有时候也许会急行军，就像马吕斯在一次诊询中发生的那许多事一样。而有些时候，我们也许会缓步慢行，循序渐进地来。

重新协商的要素

纵观马吕斯的故事，我们可以确定治疗心理创伤后遗症必需的几个要素。当马吕斯最初开始讲述他的故事时，他的注意力全部集中在他那条血淋淋的被撕破的裤子以及他父亲对他的排斥上。在那个时候，这种单一的固定影像为整个事件定了性，将整个事件浓缩在一个单一影像上，这就是心理创伤的特点。因为这个事件，马吕斯产生了挫败感、被伤害感和被排斥感。在诊询中，当他感受到那些被附着在血裤子这个影像上的情感而没有试图去分析或控制它们时，他开始感受到了情感上的转变。他不再有挫败感、被伤害感和被排斥感，相反，他的毛皮裤子成了催化剂，以此为基础激发了他相反的情感。在来自母亲的礼物这个意象上，附着的是想要高兴地跳起来的感受。

马吕斯通过自己的体验感受，在个人痛苦和所受的伤害中找到了一颗"宝石"。他没有一头扎进自己的痛苦中，而是拿着那颗"宝石"，以成人的身份，开始完成从童年向成年化及个性化的"散步"。在他高兴地收到那条裤子的同时，他成功地将快乐和焦虑区分开来。通过将兴奋快乐与恐惧的生活状态解绑，他迈出了唤醒"老虎"的第一步。

接下来，马吕斯成功地扩大深化了这种兴奋。通过用手感受那条裤子，通过体验自己的腿穿上那条裤子时的感觉，马吕斯开始通过体验感受储存了丰富的资源。正是通过与自己的体验感受建立联系，我们才在其指引下踏上了通往创伤转化的个人化道路。

在爱情中我们神魂颠倒，而在创伤中我们麻木无感。在与村里的猎人建立起认同感的同时，马吕斯与自己的腿重新建立了联系，也就是这样他才重新掌控了自己的身体，重新融入了自己的社会环境。重新掌控自己是创伤治疗过程中的重要步骤。

通过想象自己在山上漫步、在岩石上跳来跳去，马吕斯感受到了自己的力量和弹跳力。这种弹跳力从字面上来看就是我们腿部的弹力。打个比方来说，这种弹跳力帮助我们从创伤中弹起，并进而摆脱创伤。

接下来，在马吕斯追踪那只虚构出来的北极熊并准备发起致命一击的过程中，他调动了童年时代被打垮时失去的攻击性。攻击性的失而复得是治疗心理创伤后遗症时的另一个关键要素。在重获攻击性之后，马吕斯获得了力量，最终实施了最后几步，解决了自己的心理创伤。有了这新得到的攻击性，他将复杂的焦虑情感转化成了快乐和胜利的征服。想象用矛刺熊的那一刻，他做出了积极反应，这个积极反应确保了他的胜利。他不再是那个被打败的小孩。在一步一步地用积极的攻击性反应代替原来那个无助而僵直的反应的过程中，马吕斯与他的创伤进行了"重新协商"。

在"重新协商"这个节点上，我们不但看到了具有攻击性的反击反应，而且看到了积极的逃跑反应的确立。在想象自己爬上电线杆四处张望的过程中，马吕斯通过完成定向反应结束了这场"重新协商"。"重新协商"帮助他恢复了因创伤而减少的资源。"重新协商"的完整行动过程如下：第一步，用体验感受建立一个平台。在平台建立起来之后，我们可以任由我们的各种感受释放，比如发抖和其他自发的能量释放。我们可以利用体验感受解除兴奋与恐惧之间的联系。因为兴奋情感在接受能量补充，我们希望这种能量补充免受焦虑打扰，而且不掺杂任何焦虑，所以我们必须能使其扎根于"地下"。"弹跳力"是绝望无助的反面。树木因为根系深深地扎在地里而强壮、富有弹性。这些根系从地下吸收营养，从而使自己变得强壮。植根于地下还使树木变得有弹性，这样它才能随风而动，不至于被风连根拔起。"弹跳力"是扎根和"挖根"（为了押韵起见）的工具。"轻快的心情"就是扎根的动力。而"攻击性"使我们保持充沛活力——尤其是涉及本能和力量的运用时的能力。在僵直状态（受创）下，我们失去了个人独有的这些能量。要想从创伤中康复，我们需要重新恢复应有的攻击性。"使能"是承认个人的能力。它是从选择方向的能力和动用个人能量的能力中衍化出来的。"掌控"是指拥有熟练的技巧，能成功地应对威胁。"定向"是对个人所处的大环境和小环境进行定位的过程。我们正是通过这种方法与创伤进行"重新协商"。

因为每种伤害都存在于生命内部，而生命是不断自我更新的，所以每种伤害里面都包含着治疗和更新的种子。在皮肤被切开或被异物侵入的那一刻，我们的进化智慧会发起大规模的精确的生物—化学行动。身体天生有能力通过不断地自我修正更新自己。心理、精神的治疗也是一样。

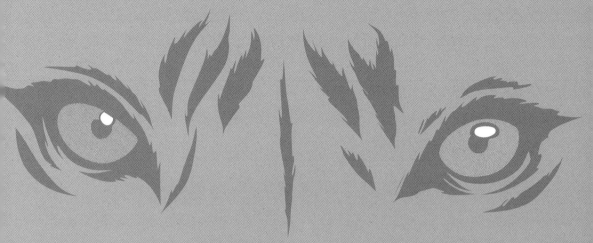

Waking
the
Tiger

{ 第二部分 }
PART 2

创伤的症状

第十章

创伤反应的核心

亢奋：有起必有落

当我们感知到危险，或者感觉自己受到危险的时候，我们会亢奋。亢奋是一种活动，它为我们的生存反应提供能量。想象一下，你站在峭壁边缘，往下看的时候，请观察下方突起的岩石。现在，注意你体内的体验。在这种情况下，大多数人会有某种程度的亢奋。我们许多人都会感到一股能量流，它带给我们的感觉可能是一阵发热或者心跳速度的加快。你也许还会注意到嗓子发紧和肛门括约肌的收紧。我们可能还会因为危险就近在眼前而激动不已，觉得非常有挑战性。

大多数人喜欢狂野的亢奋带给我们的"自然兴奋"。我们中有许多人追求"濒死"体验，我们去蹦极、跳伞、滑翔，都是为了体验伴随极度亢奋状态而来的那种快感。我曾治疗过许多战场老兵，我跟他们交谈过，他们十分后悔，因为身处"激烈的战场"，所以从未充分地感受过生命。人类渴望生活具有一定挑战性，我们需要那种亢奋，需要它给我们提供能量来迎接并克服这些挑战。一次完整的亢奋循环带来的好处之一就是深刻的满足感。这个循环大体是这样子的：我们遇到挑战或威胁，然后亢奋；我们行动起来直面挑战或威胁，亢奋程度达到峰值；最后，亢奋程度被我们有意识地降下来，给我们带来放松和满足感。

心理受创者对亢奋循环有着深深的不信任感，他们这么做也是有充分理由的。因为对创伤受害者而言，亢奋已经跟恐惧得不能动弹这种令人备受煎熬的体验捆绑在一起了。因为这种恐惧，心理受创者会避免完成亢奋循环，然后一直被困在恐惧循环圈里。对于创伤受害者来说，关键是要重新熟悉一条简单的自然法则。这个法则就是有起必有伏。如果我们能信任亢奋循环，能够随其一起起伏的话，创伤就会开始痊愈。

以下是几种最常见的亢奋征兆：

- 身体——心率加快，呼吸困难（呼吸过快、过浅或喘气等），冷汗，刺痛型肌肉紧张
- 心理——想法增多，大脑飞速运转，担忧

如果我们能容许自己利用体验感受确认这些想法和感受的存在，并任由它们自然流动的话，它们会升高，然后会开始变弱、消退。在这个过程中，我们也许会颤动、发抖、哆嗦，感受到热浪、深呼吸、心跳变缓、出热汗、肌肉放松以及通身有种如释重负感、舒适感和安全感。

创伤就是创伤，无论其诱因是什么

如果事件对机体产生了的影响没有及时被解决掉，人就会产生心理创伤。通过体验感受解决这未被解决的影响，心理创伤就会得到解决。再现

致创事件也许看起来很有用，但是很多时候这样做根本不起作用。创伤症状有时候会模拟或重现致创事件。然而，要想让心理创伤痊愈，我们需要有能力省察创伤反应的作用过程。

下面的练习会帮助你理解为什么机体对威胁性事件做出的反应比事件本身更重要。这个练习本身与创伤并无联系，但是跟诱发创伤的生理反应有关。这个练习还能帮助你弄清心理创伤会给人带来什么样的感受（人不同，但感受是相似的），并告诉你该如何识别它。

◎ 练习

如果本练习中的某部分内容让你感到难以应对或非常不安，请停下来。有些人可能会对这个练习反应过于强烈。如果你就是这样的，我建议向专业人士寻求帮助。

要做这个练习，你需要一支铅笔、一张纸、一个有秒针或电子显示器的钟表。（如果没有类似的计时器，也可以做。）笔要拿在手里，把钟表放到你能看到的地方，找好一个舒适的姿势，与你的体验感受建立联系。感受你的双臂和腿，然后感受你的身体在坐具的支撑下有什么体觉。再然后，感受产生的其他任何知觉——衣服接触皮肤的感觉，膝盖上的书的重量，等等。要想做好这个练习，你需要这种觉醒意识。

在了解了自己的体觉之后，如果感觉还自在，就继续做下去。一步一步地跟着做，要想取得最好的结果，你最好一气做完这整个练习，中间不要起来。在做之前先通读一下练习内容。在阅读和体验的过程中，通过体验感受省察自己的感受和想法。

第一部分：舒适地坐好，假装自己在飞机上，以3000米的飞行高度飞越这个国家。飞行中有一些气流，但是没什么大不了的。全神集中你的意识，注意自己的体验感受。想象自己突然听到了很大的爆炸声——"嘭"，然后是彻底的静默。飞机的引擎不动了。你的身体有何反应？

注意你的呼吸有何反应——

注意你的心跳——

身体不同部位的温度——

哆嗦和不由自主地抽搐以及动作的强烈程度——

整体姿势——

眼睛——

脖子——

视觉和听觉——

肌肉——

腹部——

双腿——

将身体每个部位的反应都简要地记下来。

记住这些反应发生在第几分第几秒。

深吸一口气，放松下来。让你的身体回到刚开始做练习时的那种舒适状态。将注意力集中在这种舒适感上，注意你何时觉得自己已经为下一步练习做好了准备，把具体几分几秒记下来。

第二部分：设想你坐在某个朋友家门前的台阶上，等着他们回来。天气暖和，天空澄澈。你并不着急，所以尽可以边等朋友回来边身体后仰享受这美好时光，你感觉很舒适自在。突然，你之前注意到的那个在街上走的人开始向你跑过来，边跑边尖叫还挥舞着一把枪。你的身体有何反应？

像结束第一部分那样结束本部分的练习。

第三部分：假装你正开着车行驶在高速公路上。路上车辆不多，但是你的目的地还在 20 分钟的车程之外。你决定利用这段时间听听音乐。你刚伸手去够收音机就看见一辆卡车越过了中央分道线向你的车冲过来。你的身体有何反应？

像结束之前部分那样结束本部分的练习。

第四部分：把你在之前三部分练习中写下的答案放在一起比较。你在每种情境下做出的反应有何相似之处？

有什么不同之处？

你现在放松下来的难度有多大？

每次练习之后将自己放松下来需要花费的时间记下来。

大多数人对这三种情境会做出相似的反应。任何可能的致创事件，无论是真实的还是想象中的，都会导致一定的生理反应，这些生理反应因人而异，主要差别在于强烈程度的不同。这种反应是动物界的普遍现象。如果你觉得自己很难控制自己的亢奋，那就睁开眼睛，将注意力集中在周围环境中的某些方面（令人愉快的方面）。人类或动物在缺乏成功地应对某个危险事件的资源时，他们的亢奋和其他生理变化是一样的，这种亢奋和生理变化就是他们对这事件的反应。因为每个人的初始创伤体验很相似，所以你可以学着识别这种体验，就像上述练习教你识别人对危险的初始反应一样。同样，要想寻找这种相似性，你还得借助体验感受。它们给你带来了怎样的感受？

创伤反应的内核

有四种在所有心理受创者中都或多或少地存在的心理创伤构成要素。分别是：

1. 过度反应。

2. 收缩。

3. 解离。

4. 僵呆（僵直），常伴有绝望无助感。

　　这四种要素一起构成了创伤反应的核心。在创伤性事件发生后，这些症状会首先出现。在一生中，所有这些我们都会有所经历，没什么大不了。然而，如果这四种现象在相当一段时期内同时出现，那么几乎就可以肯定，我们遭遇的某个事件给我们留下了难以消除的心理创伤后遗症。

　　只有学会识别这四种创伤反应要素，我们才能开启识别创伤之旅。如果被调动起来应对创伤性事件的自卫能量没有在事情发生后的数天、数周或数月之内被释放或者内部消化掉，那么其他创伤症状就会从这四种里面衍化出来。

过度反应

　　在遭遇冲突或压力的时候，大多数人会有心跳加快、呼吸急促、烦乱、难以入眠、紧张、肌肉抖动、思绪纷乱等症状，或者也许会焦虑发作。虽然这些并不都表明我们有创伤症状，但这些迹象常常是由于某种形式的过度反应引起的。如果说过度反应、收缩、解离和绝望感构成了创伤反应的内核的话，那么过度反应就是这个内核的种子。

　　回忆前面的那个练习，你会意识到，它至少唤起了一种温和的过度反应。无论何时出现这种加强型的内在亢奋，都首先意味着身体在召唤自身的能量资源，以对抗潜在的威胁。如果形势严峻到足以威胁机体存亡的程度，那么被调动起来的能量就会比其他情况下调动起来的能量大得多。不幸的是，即便我们知道需要将这种能量释放出去，但做起来总没那么容易。跟其他本能过程一样，过度反应不是我们能自主控制的。以下的练习是一种简单的方法，能使我们从体验的角度对过度反应进行确认。

⊙ 练习

　　在上个你体验三个场景的练习中，是你在自己体内想象或创造了那些反应，还是在看到那些场景时你的身体不由自主地做出了那样的反应？换句话说，它们的出现是由你来控制的，还是它们自己产生的？

现在，请试着有意识地让你的身体在没看到威胁性场景的情况下产生这种反应。使用直接的方法，看看你的身体会不会产生与上述三种场景下类似的反应：

你的眼睛

你的姿势

你的肌肉

你的亢奋程度

现在，同时试试身体各个部位的感受。

拿你在这个练习中的体验跟你在之前那个练习中的体验比较一下，相似点在哪里？不同点又在哪里？

在做上述练习时，大多数人的身体姿势、肌肉收缩以及肢体动作跟过度反应状态下的情况实现某种程度上的相似，不过一般情况下跟真实场景中相比，可能达不到同样的协调度和同步性。而如果你一次性完成所有的肢体反应而不是一次完成一种的话，那倒极有可能会出现高度的内部亢奋。然而，即便是一次完成一种也比光说"神经系统，高度活跃起来"更有效。用这种直接、刻意的方法，绝大多数人都无法实现同等程度的亢奋。根本不起作用。过度反应是神经系统对威胁做出的反应，无论这种威胁是内在的、真实的还是外在的、想象出来的。

要不了多久，构成心理创伤内核的其他三种要素——收缩、解离和绝望感——就会运转起来保护机体。这些自然机能不仅保护我们免受外在威胁——正是这些外在威胁启动了我们的警觉反应——而且还保护我们免受内在威胁的伤害——如果被唤起的能量没有被用来进行积极防御，就会给我们带来内在威胁。创伤症状的形成初开始是作为权宜解决方案出现的，被用来应对未被释放的能量带来的困境。但一旦形成，累积起来的症状会环绕一个优势主题显现，这个主题可以是收缩、解离或绝望感。

⊙ 收缩

请参考你在本章第一个练习中所做的记录。有多少肢体反应表明你有某种形式的收缩、紧张或紧绷感？

身体中的收缩在全身各部位都可能出现。它是我们面对危险时的主要体验，会对身体的每个功能、每个部位都产生影响。

在对威胁生命的情况做出反应时，过度反应从一开始就伴随着身体和认知的收缩。神经系统行动起来以确保我们所有的能量都最大限度地以最优方式集中在这个威胁上。收缩改变了人的呼吸、肌肉紧张度和姿势。皮肤、四肢以及内脏中的血管都收紧，这样才有更多的血供肌肉使用，而肌肉此时处于紧张状态，正准备采取自卫行动。

对环境的认知意识也会收缩，因为这样的话我们的全部注意力才能集中在面临的威胁上。这是过度反应的一种。突然看到响尾蛇盘在前方路中央时，徒步旅行者会听不到小溪的淙淙流水声或小鸟在树上的鸣叫声。他们不会注意到娇艳的野花或岩石上密密麻麻的青苔，也不会关心午餐吃什么或自己是不是太多地暴露在阳光下。在那一刻，他们的注意力完全集中在那条蛇身上。我们都曾听说过这样的故事，有些人在危险时刻表现出了非凡的勇气和惊人的力量。那个空手抬起汽车的女人，之所以能做到是因为汽车压在了她正在换机油的十几岁的儿子身上，她动用了神经系统调动起来的全部能量，这能量帮助她迎接并成功地应对这一可能危及生命的局面。过度警觉和收缩共同作用，使她有能力完成她在正常情况下根本不可能完成的壮举。如果她当时被吓坏了，在极度紧张、极度收缩的情况下没有任何作为，那么那些未被处理掉的能量就会被封锁进持续的过度反应中。剩下的能量会被用来保持收缩状态，并会产生无数种与收缩状态相似但更为复杂的心理创伤症状，即长期的过度警觉、焦虑或惊恐发作，或者侵入式意象（闪回、可怕的幻觉）。

　　一旦收缩反应不足以将机体的能量集中起来进行自卫，那么神经系统就会启动其他机制，比如僵直和解离等来盛容过度反应。收缩、解离和绝望感是在我们必须保护自己但又无能为力的形势下被神经系统用来应对这种局面的三个反应。

◉ 解离

> 我不怕死。我只是希望死亡来时我不在场。
>
> ——伍迪·艾伦（Woody Allen）

　　在这句颇具特色的俏皮话中，伍迪·艾伦诙谐地对解离扮演的角色进行了精确的描述——它首先保护我们免受不断高涨的亢奋的伤害。如果某个危及生命的事件继续发酵，解离会保护我们免受死亡带来的痛苦。在个人日记中，探险家大卫·利文斯顿（David Livingstone）生动地记录了在非洲平原上与一只狮子遭遇时的情形：

　　"我听到一声大吼。我吓了一跳，四处张望，看到一头狮子正向我扑过来。我当时站在高处，它扑过来的时候抓住了我的肩膀，我们一起滚到了下面的地上。它就在我耳边吼叫，它摇晃着我就像猎犬摇晃老鼠那样。这一惊之下我有点恍惚，就像老鼠在被猫抓一爪子之后的反应一样。这仿佛带人进入了梦境，既感觉不到疼，也感觉不到恐惧，虽然当事人非常清楚正在发生的一切；就好像在氯仿半麻醉之下的病人描述的那样，能看到整个手术过程，但是却感觉不到手术刀。这种异常状况并不是心理过程能带来的结果。这一晃消弭了恐惧，而且在打量这只野兽的时候都感觉不到任何恐惧。这种怪异状态也许会出现在任何被食肉动物杀死的动物身上；如果果真如此，那真是仁慈的造物主悲天悯人，赐给我们这个功能来减轻死亡带来的痛苦。"

要对解离进行定义，最好是根据它带来的体验。比较温和的解离，其表现是恍恍惚惚。而极端的情况下，它可以发展为所谓的多重人格综合征。因为解离打断人的体验感受的连续性，所以这种状态一般都伴随有时间和认知的扭曲。轻微程度的解离会使人们产生这种体验：在开车从街头小店回家的路上，突然发现自己到了家，对路上经过毫无印象，只记得自己开车离开那间小店。我们将钥匙放在"某个地方"，然后记不起具体在哪里了，这也是解离在发挥作用。在这些时候，我们也许会心照不宣地承认体验感受的暂时缺席，我们会玩笑般地说自己或别人"魂不守舍"或者"心不在焉"。换句话说，是出神了。这就是解离在我们日常生活中的几种表现形式。它只有在我们遭遇生死攸关的局面时才会被我们意识到。想象一下，你开着车在狭窄的山路上遇到一个急转弯。突然你需要转向以避免与一辆迎面过来的卡车相撞。在向那窄窄的山涧滑过去的时候，你看着那以慢镜头展开的影像。然后，在无畏的镇定中，你注意到你在旁观而不是面对自己的死亡。

同样地，被强暴的女性、面对敌人炮火的士兵或车祸的受害者也许会体验到与自己身体的隔离。孩子也许会从天花板的一角看到自己被猥亵，并为下面那个绝望无助的孩子感到难过，也或者麻木无感。

解离是创伤中最典型、最微妙的症状之一，同时它也是最神秘的症状之一。跟人对它的体验或它扮演的角色相比，它赖以产生的机制比较难以解释。在创伤中，解离似乎是很受欢迎的一种办法，它使人们能够承受在那一刻根本无法承受的体验——比如来自狮子、强奸犯、疾驶过来的车或外科医生手术刀的攻击。解离也会发展成长期症状，并演变成更复杂的症状，如果被高度激活的能量没有被释放出去的话。

反复遭受心理创伤的人，比如年幼的孩子，常常会将解离当作一种首选的处世模式。他们习惯性地游离于自身之外，并对此完全没有意识。甚至并没有解离习惯的人也会在极度亢奋或产生令人不快的创伤影像或感觉时发生解离。无论在上述哪种情况下，解离都是一个很有价值的工具，它帮助人们将高度亢奋中没被释放出去的能量与我们的完整体验解离开来。同时，解离打断了体验感受的连续性，并致使心理受创者无法有效地解决他们的创伤症状。我们在此并不想一口否定解离，而是想强化人们对它的意识。

⊙ 练习

要想了解解离是一种什么感觉，请在椅子上舒适地坐好，想象自己躺在一个筏子上，筏子在湖上飘荡。感受自己的漂浮，然后让自己轻轻地飘出自己的身体。像一只缓缓升起的气球那样飘到天空，然后观察在下面坐着的自己。

这种体验带给你什么样的感受？

你试图感受自己的身体时出现了什么情况？

在自己的身体和漂浮感之间进出几次，感受一下解离带给你什么样的感觉。

虽然有些人觉得这个练习做起来很简单，但是有些人却觉得非常难。正如我们前面说过的那样，创伤症状可能是收缩型的也可能是解离型的。不必惊讶，跟经常出现收缩症状的人相比，经常出现解离型症状的人肯定会觉得解离练习特别容易。如果发现漂浮练习很难，那你也可以实施下面的练习——也许对你来说更容易些。

⊙ 练习

舒适地坐在椅子上，用它支撑你的身体。在练习开始的时候，想象某个你很想去度假的地方——度一个长长的、安闲的自由假期。那肯定是一个很棒的假期，所以一定要在心里仔细思量相关地理，以便选出最佳度假地点。现在开始随心所欲地遐想：

玩得开心……

享受……

在预备打道回府之前，请回答这个问题：

你在哪里？

你的答案很可能是你选择的那个你最喜欢的度假胜地。你不大可能说自己此刻正在自己的身体里。而如果你不在自己的身体里，那你就正处于解离状态。祝贺你。

再次做这个练习，以强化你在解离出现时对它的识别能力。记住，这些练习的意义不在于避免解离的发生，而在于在它发生的时候能识别它。在解离的同时意识到周围发生的一切，这完全是有可能的。这种双重意识对我们开启治疗、重新建立关联而言是非常重要的。如果你不愿意这种双重意识，那你的机体可能正在对你发信号，告诉你说解离在你的创伤症状的形成过程中扮演着重要角色。如果你很抵触，请尊重自己的感受，慢慢来。要不时地提醒自己，双重意识是有可能的，你可以偶尔尝试一下。

如这里所阐述的那样，解离可能会以多种方式出现，每一种都会有常见而最基本的人与自己的身体、与部分身体或与自己的部分体验之间的分离。也可能表现为以下两个部分之间的分离：

1. 意识与身体。

2. 部分身体，比如头或四肢，与身体其他部分。

3. 自我和情感、想法或感觉。

4. 自我和对事件的部分记忆或者全部记忆。

解离的产生方式影响着更复杂的创伤症状的形成方式。此外，似乎有证据表明，人在心理遭受创伤时出现解离，既是基因影响的结果，也是人格结构影响的结果。

恍惚和健忘是从解离中演变而来的两种比较明显的创伤症状。不过，也有其他一些症状，但这些症状反倒不如它们引发的症状容易被人识别。其中有几种如下：

- 否认可能是一种相对较低"能级"的解离形式。这种分离存在于人和对某个特定事件（或系列事件）的记忆或感受上。我们可能会否认某个时间曾发生过，或者可能会表现得好像某个事件根本不重要似的。比如，如果某个我们所爱的人死了或者如果我们受到了伤害或者背叛，我们可能会表现得好像什么都没发生过一样，因为承认事件的真实性会给我们带来难以承受的痛苦。然后突然之间，我们会被某种强烈的情感吞噬。随着各种情感再次融为一体，被束缚在否认中的能量被释放出来，否认会被恐惧、愤怒、悲伤或羞愧感取代。然而，如果被束缚的能量非常巨大，这些情感过于令人痛苦，那么否认就会变成长期性的——即自始至终否认事情曾发生过。
- 身体不适很多时候是部分或支离破碎的解离带来的结果，在这种解离状态中，身体的某个部分与其他部分失联。头和身体其他部分的分裂会导致头疼。经前期综合征有时就是骨盆部位的器官与身体其他部分分裂带来的结果。同样地，胃肠道症状（肠易激综合征）、反复出现的背部问题以及慢性疼痛都可能是部分解离和收缩带来的结果。

绝望无助

绝望无助与我们对不可抗拒的威胁性事件做出的原始而普遍的生物反应关系密切。这个反应就是僵直反应。如果说过度反应是神经系统的油门的话，那么不可抗拒的绝望无助就是神经系统的刹车。那些曾阅读过《沃特希普荒原》的人可能还记得，兔子在黑暗中见到车前灯向它们靠近时的僵呆状态。这就是僵直反应。在书里，兔子将这称为"tharn"。

不同于汽车中刹车和油门分开在不同时间运转，创伤反应中的刹车和油门是同时作用的。与此同时，神经系统只会在能量被释放出去之后才能意识到威胁已经过去，所以它会继续无限地激活能量直到出现能量释放为止。与此同时，神经系统意识到系统中的能量过于庞大，机体无法应对，所以它会启动"刹车"机制，这机制如此强大，以至于整个集体都会瞬间停止运转。由于机体已经彻底不会动了，神经系统中的惊人能量就被抑制在里面了。

人类在这些时候体会到的绝望无助感并不是普通意义上任何人时不时地会体会到的那种无助感。彻底无法动弹感和无助感并不是一种认知、看法或想象，而是切切实实的一种存在。身体无法动弹。这是一种糟糕透顶的不知所措——这种瘫软感如此强烈，个体根本无法尖叫、移动或会丧失感觉。在构成创伤反应内核的四大关键元素中，绝望无助感是普通人最不可能体验到的，除非我们真正经历危及生死的不可抗拒的威胁。然而，在创伤性事件引发的"崩溃"阶段早期，这种深刻的无助感几乎始终都在。仔细查看你在本章开头处那个练习中对那三个场景做出的反应，你也许能发现绝望无助感的蛛丝马迹。如果事件是真实的，真的给人带来了灾难性后果，那么无助感的效应就会被加倍放大。稍后，等威胁性事件过去之后，强烈的无助和僵直效应会渐渐消失，但是并不是完全消失。在创伤形成之后，我们会始终有这种被"封冻"的感觉。

跟过度反应和收缩不同，绝望无助是对身体内发生的生理生物过程的一种明显反射。当我们的神经系统在面对危险时切换进入亢奋状态、我们没有能力保护自己或者逃跑时，神经系统采用的下一个策略就是僵直反应。现存的几乎所有生物的这种原始的反应，是它们自卫策略中的一种。这是一种令人着迷的反应，我们会在以后的章节中反复再回到这个话题上来。它对心理创伤的发展和转化都起着主要作用。

创伤形成

过度反应、收缩、绝望无助以及解离，这些都是我们应对威胁时的正常反应。就其本身而论，它们并不总会导致创伤症状。只有当这些都成为习惯性的长期存在时，创伤症状才会形成。如果这些压力反应继续存在，它们就会为后续创伤症状的形成添砖加瓦。在数月之内，构成创伤反应内核的这些症状就会将精神和心理特征融入自己的动力，直到最后它们会深入心理受创者生活的方方面面。

总而言之，带着心理创伤生活，风险很高。理想情况下，本章中的练习，再结合其他你已有的体验，会帮助你确定这些反应会带给人什么感受。随着这些症状转化为慢性，过度反应、收缩、绝望感和解离共同作用，会给人带来强烈的焦虑感，这焦虑感会强烈到令人难以忍受。最终，这些症状会合并成创伤焦虑——这种状态会让心理受创者在醒着（甚至睡着）的每一刻都饱受折磨。

构成创伤反应内核的这些症状是我们感知创伤产生的最确凿的方式——如果你能认识到它们会带来什么样的感受的话。随着这种种症状变得越来越复杂，这四种核心创伤反应元素中的某些融合形式会始终存在。如果你能识别它们，它们就会帮助你区分哪些症状是创伤型的，哪些不是。

第十一章

创伤症状

当神经系统促使我们为迎接威胁做好准备的同时，它们也切换进入高度活跃的状态。如果我们能在积极有效地抵御威胁的同时（或者在威胁性事件发生后不久）将这些能量释放掉，我们的神经系统就会恢复正常运转。我们的体验感受就会有完满、自我满足和英勇感。而如果我们没有成功地应对这个威胁，能量就会留在我们身体。这样的话，我们就会陷入一个具有自我延续性的困境中。从生理生物学层面来看，我们的身体和心理是一个协同作业的完整系统。当我们感知到外来威胁的时候，我们会知道自己有危险，而且我们的神经系统会高度亢奋起来。

对切实威胁的感知是有危险的信号，高度活跃的状态（哪怕没有感知）也标志着危险。你不仅会通过自己切实所见（哪怕是眼角余光），而且会通过生理—生物状态中的潜意识本能体验发出的感觉收到危险信号。有威胁性的人向你走来，这表明你有危险，但是你身体做出的反应，如，心跳加快、腹肌抽紧、对直接环境警觉性提高、警觉范围收缩以及肌肉张力（大体上的）发生改变等，这些事实都表明你有危险。如果这种高度紧张状态激活的能量没有被释放出去，机体就会得出结论，认为自己仍处于危险中。而机体的这种认知带来的影响是，它会持续不断地反复刺激神经系统，以便维持并增强戒备和亢奋程度。

如果出现这种情况，那么极度折磨人的创伤症状就产生了。神经系统激活了自己的所有生理—生物和生物—化学机体来应对威胁，然而如果没有有效应对威胁的机会或手段的话，它就无法维持这种高度亢奋水平。神经系统自己是没有能力释放能量的。这就会制造出一种自我持续型的激活循环，这种循环如果无限持续下去，系统就会不堪重负。系统必须设法摆脱这种由危险认知和伴随而来的亢奋导致的循环圈，以重新实现平衡。如果做不到这一点，就会出现疾病或衰弱，因为机体会通过现已被公认为创伤症状的表现形式进行补偿。

症状

神经系统对可自我持续型的高度亢奋状态的补偿方式是启动一系列调整措施，这些措施最终把这些能量捆绑整理，使之变成"创伤症状"。这些措施充当神经系统的安全阀门。创伤的第一批症状常常会在致创事件发生后不久出现，而其他症状则会随时间推移发展。正如我之前提到的那样，创伤症状与能量相关，这些能量为机体服务，它为机体提供控制和束缚那种巨大能量——储存在应对威胁的初始反应和自我持续型反应中的巨大能量的有序办法。

由于个体体验的独特性，要想把每种已知症状都列出来是不可能的。然而，有一些症状是创伤出现的标志，因为它们在大多数受创者身上都很常见。尽管有诸多可能的症状，但是相对其他症状而言，神经系统的确好像钟情某些症状。

　　一般而言，有些创伤症状更可能比其他症状出现的早一些。在上一章里我们讨论了创伤的一些早期症状。创伤反应的内核如下：

- 过度反应
- 收缩
- 解离（其中包括否认）
- 绝望感

其他与以上症状同时出现或在以上出现不久后就会出现的早期症状有：

- 高度警觉（随时处于"戒备"状态）
- 侵入式影像或往事重现
- 对光线和声音极其敏感
- 极度活跃
- 夸张的情感反应或吃惊反应
- 噩梦和夜惊
- 突然的情绪波动：比如，暴怒反应或者脾气发作，羞愧感
- 应对压力的能力下降（很容易、很经常地感到焦虑不安）
- 难以入睡

以上症状中有好几种也可能会出现在创伤发展的下一阶段或者上一阶段。这个列表并不是用于诊断目的的，只是给你一点指导，让你略略知道心理创伤症状会有什么表现。接下来一般会出现的症状包括以下这些：

- 惊恐发作、焦虑症和恐惧症
- 精神空虚或精神恍惚
- 夸张的吃惊反应
- 对光线和声音极度敏感
- 高度活跃

- 夸张的情感反应

- 噩梦和夜惊

- 逃避行为（逃避某些环境）

- 喜欢危境

- 经常哭泣

- 突然的情绪波动：比如，暴怒反应或脾气发作，或有羞愧感

- 夸张的性活动或性活动减少

- 健忘症

- 失去爱、养育或与他人交往的能力

- 害怕死、发疯或害怕自己寿命缩短

- 应对压力的能力降低（很容易经常感到焦虑不安）

最后一些症状是那些一般要花较长时间才会出现的症状。在大多数情况下，其他一些症状会先于它们出现。你可能注意到了，有些症状出现在所有这些列表中。关于机体会出现哪些症状，并没有什么定规。要记住的是，这些列表绝没有穷尽所有症状。一般会在最后出现的症状包括：

- 极度内向

- 情感反应变弱或消失

- 无法全身心投入

- 长期虚弱或没精打采

- 免疫系统出现问题，或内分泌出现问题，比如甲状腺功能失调

- 心身症，尤其是头疼、脖子和脊背问题、哮喘、消化问题、痉挛性结肠和严重的经前期综合征

- 抑郁，末日来临感

- 超脱感，疏远感，孤立感

- 了无生意

- 害怕死，害怕发疯，害怕生命缩短

- 经常哭泣

- 突然的情绪波动：比如，暴怒反应或脾气发作，或有羞愧感

- 性活动夸张或性活动减少

- 健忘症

- 感觉不知所措，行为茫然

- 丧失爱、养育或与他人交往的能力

- 难以入睡

- 应对压力的能力降低，制订计划的能力降低

很明显，并非所有这些症状都无一例外由心理创伤引起，也并非每个心理受创之人都会表现出以上一种或多种症状。比如，流感有时也会令人萎靡不振，引起腹部不适，这些症状与创伤症状相似。然而，两者是有区别的。流感引发的症状一般会在几天后消失，但是创伤引起的症状不会。创伤引起的症状有时是稳定的（一直存在）、有时则不稳定（会出现然后消失），又或者会潜伏数十年。一般而言，这些症状并不孤立出现，而是成群出现。这些症候常常会随着时间推移越来越复杂，且越来越与原始创伤体验没有关联。虽然某些症状会表明有某种类型的创伤存在，但是没有哪种症状是哪种创伤独有的。创伤症状在不同的人身上有不同表现，这要取决于创伤的性质和严重程度，取决于创伤发生时的情形，以及个体在经历创伤时可用的个人和发展资源。

我们一圈一圈地重复

放松使我紧张。

——无名氏

正如我在文中反复提及的那样，由于没能将亢奋释放出去，人对危险的感知会制造出一个会自我持续的循环圈。创伤症状最为有害的一个特征是，它们与原始的循环圈以一种特定方式连接在一起，它们也是自我持续型的。这种特征是心理创伤中的大多数创伤治疗方式都不起作用的首要原因。对有些人来说，正是这种自我持续型的循环圈使他们的症状徘徊不去。其他人则发展出了一种或多种其他行为或素质[⊖]（所有这些都被认为是创伤症状）帮助神经系统控制局面。

回避行为。心理创伤症状是机体的自卫方式，它保护机体，使之免受始终存在的威胁感知激起的亢奋状态的伤害。然而，这种自卫系统还不够复杂发达，经受不起太大压力。压力会使这个系统崩溃，从而释放出原始亢奋能量，释放出亢奋中的危险信息。不幸的是，如果我们有创伤后遗症，那么单纯的逃避应激情境并不足以避免自卫系统的崩溃。如果我们小心翼翼地避开了亢奋，我们的神经系统会自己创造出亢奋来。一旦发生这种事，我们就无法轻易摆脱每天的挫败带来的影响，而本来如果我们的神经系统能充分而正常地发挥功能，我们是可以轻松做到的。

平常普通的情况也会扰乱心理受创者神经系统中脆弱的能量组成。心理受创者也许会出现所谓的"回避行为"，以帮助控制潜在的亢奋状态。回避行为是心理创伤的一种，在这种状态中，我们将自己的生活局限在不能被激活的状态中。由于担心出现另一个类似车祸，我们可能会不愿意开车。如果某场球赛的亢奋场景引发了惊恐发作，可能就突然不再那么喜欢球赛了。如果在进行性事时出现闪回，可能就觉得性索然无味了。任何会使我们能量水平常态发生变化的事件都有可能会引起令人不舒服的情感或感觉。渐渐地，随着我们努力避免任何可能会使能量平衡常态发生变化的事件，我们的生活会变得越来越受限制。

⊖　素质一词在此处应是生理学概念，指人的先天生理解剖特点。——译者注

害怕所谓的负面情感。在能量平衡常态被打破之后，我们会开始再次体验致创事件。在这种再次体验中，情况会变得更为复杂，因为我们正在经历的事情，部分诱因在于我们对被释放出来的能量的本质感到困惑不解。

抛开其他一切来讲，我们的神经系统激活的、用来保护我们避开危险的能量对我们至关重要。它会让我们充满活力、心情愉快。如果这种能量在试图保护我们的过程中遭遇了挫折，那么它其中的很大一部分就会被转化为恐惧、愤怒、仇恨和羞愧，成为心理创伤症状中的一部分，这些创伤症状就是用来调理这些未被释放的能量的。这些所谓的负面情感不但与构成创伤后遗症的其他症状密切相关，而且与这种重要能量密切相关。

在遭受创伤折磨时，这种生命能量与负面情感之间的关系如此密切，以至于我们无法将两者区分开来。能量释放确实是我们所需要的，但是真的发生能量释放时，其带来的影响会令人恐惧和难以忍受，之所以这样，部分原因在于被释放的能量被认为是负面的。因为有这种担忧，所以我们往往会压制这种能量，或者至少不会将其完全释放出去。

药物治疗和药物滥用。心理受创者可以稳定或抑制创伤症状的另一种方法是药物治疗。我们常常会在医生的建议下尝试这种方法，或者我们也许会尝试进行自我治疗（药物滥用）。

无论我们采取什么样的稳定方法，我们的目的都是为了创造一个稳定的环境。要完成这个壮举，我们需要一个"容器"，它的能量要足够强大，强大到所有症状在其中都不会受到抑制或挑战。这些"容器"就像堤坝一样。它们必须构造精良，以免可怕的恐惧和原始而不受控制的愤怒从里面泄露出来。创伤受害者常常发现我们好像站在一个跑步机上，一切完全不受个人控制。我们也许会在驱使下逃避会给我们带来真正兴奋和放松的境遇，因为无论兴奋还是放松，都会打断我们的症状保持稳定所需的那种平衡。

脱离循环圈

有一些方法可以使我们脱离这些自我持续型的循环圈。体感疗愈就是其中之一。在学会通过创伤症状而不是致创事件确认创伤的过程中，我们可以形成一些看法，这些看法会帮助我们在创伤出现的时候认出它们来。这能使我们顺应自己的自然反应，而不是阻碍我们固有的愈合过程。

恢复健康与活力之旅绝不是一蹴而就的。然而，任何一步，无论多么微小，都十分重要且值得注意。与我们在成长和发展之路上经历的其他任何旅途不同，这趟旅程是有终点的——创伤的解决会使我们因为完成了这趟旅程而变得更丰富、更完满。在健康且充满活力的状态下，生活尚且非常艰难；一旦我们被心理创伤撕裂成碎片，生活有时就令人难以忍受了。正如你在前面章节中所看到的那样，我们向完满迈出的每一小步都会成为我们的资源，我们可以利用这种资源来提升和支持自己的痊愈，而只要我们顺应自然本我，这种痊愈就能实现。

在创伤后遗症演变为长期病症之后，我们对自己身体失去了掌控。的确有一种办法可以使我们恢复这种掌控。有意识地刺激自己的神经系统，使之渐渐进入亢奋状态，然后将这种亢奋释放出去，这完全是有可能的。记住，高度亢奋以及和它关系密切的机制都是神经系统在应对威胁时本能地调动起来的能量导致的直接结果。这些机制源于我们的神经系统，你可以在自己的身体中感受它们。要想与这些机制在心理创伤治疗中合作成功，秘诀正在你的身体中，条件是你得让自己的神经系统全身参与进来，通过体验感受将神经系统利用起来。

第 十 二 章

心理受创者面对的现实

本书中讨论的心理创伤，指的是自然的生理过程中的一部分，这个生理过程由于某种原因而受阻中断。首先，这种心理创伤不能是个体人格的衍生物——至少起源并不是个体人格。

在第十章里，我们讨论说创伤的四大基本症状——过度反应、收缩、解离和绝望感——可直接归咎于我们在应对生死攸关事件时由于无力应对而产生的生理—生物变化。在本章中，我们将会就这些症状产生的体验进行探索。

无迹可寻的威胁

没有哪个症状能像过度警觉这样能使我们如此看清心理创伤体验。过度警觉是过度反应——人在面对威胁时的第一反应的直接、即时表现形式。

它会对人的定向反应带来影响，这种影响极其令人痛苦；它使心理受创者时刻处于持续不断的恐惧、瘫软及受害体验中。

过度反应是人在面对危险时做出的第一反应，这种反应会激起人体强烈而不可遏制的定向反应，一旦这样，过度警觉就会出现。被扭曲了的定向反应力量非常强大，它迫使个体完全身不由己地去确定威胁的来源，虽然它是由人体内在亢奋引起的一种反应，而不是因为外部有威胁而导致的结果。

如果这种亢奋一直持续（因为释放过程过于令人恐惧），我们就会发现自己处于必败境地。我们会身不由己地去寻找危险源，但是这种强迫性冲动却是我们自身内部发起的，而且，即便真的确认有外在威胁，这种强制性的过度警觉状态却仍会持续，因为内部亢奋仍然存在。我们会固执地竭力寻找威胁来源（在哪里？）并确定它（是什么？），因为这种原始的定向反应其本质职责就是在神经系统亢奋时从事这种工作。但问题在于，很多时候所谓的威胁根本就不存在。

在面对初始威胁时，由于自卫失败，产生了一些多余能量。过度警觉就成了我们处理多余能量的一种方法。我们利用过度警觉，使其中一部分多余能量进入头、脖颈以及眼部的肌肉中，偏执地搜索危险。我们的理性大脑在和依旧存在的内部亢奋相遇之后，会变得不那么理性。它们会开始搜索并确认外部危险源。这种病态做法会把大量能量输进某项具体活动中，这种活动会变得越来越有重复性和强迫性。在过度警觉状态下，所有的变化——包括我们自身内部状态中的变化——都被视为威胁。毫无根据的妄想症（paranoia）事实上可能是性亢奋引起的兴奋，甚至有可能是由于软饮料中所含的咖啡因所致。

随着僵直反应渐渐地越来越固化，过度警觉和自卫倾向也会越来越强烈。过度警觉的人始终处于高度警觉状态，由于这种长期的警觉，他们也许会在外表上显得有点鬼鬼祟祟，或者会出现让人害怕的警觉的样子。他们会越来越无中生有地"看到"危险，而且会失去好奇心、感觉不到人生的乐趣和快乐。所有这一切都是因为，内心深处没有安全感。

于是，我们会一直坐卧不安，随时准备启动自卫反应，但是却又无力有条不紊地将其实施。我们强迫性地寻找根本不存在的威胁，有时却对眼前的威胁毫无觉察。神经系统有时会活跃到随时都可能会轰然倒下的地步。由于这个原因，我们的行为节律和生理周期（比如，睡眠周期）也许会产生紊乱。我们会无法放松，甚至在感到非常安全的情况下都无法放松。

泰勒夫人

泰勒夫人是 M.K. 费舍尔所写短篇故事《风寒因子》中的一个人物，她的身上生动而准确地体现了高度警觉的活动方式。泰勒夫人是一位内科医师，在一场严重的暴风雪中，她独自一人待在朋友位于海上的一间小屋里。她"迷迷糊糊地睡着，感到舒适而温暖，毫不担心大风雪可能会带来的后果。黎明来临前，她在痛苦中醒来，疼痛非常剧烈，仿佛被人猛力撕扯着她长长的头发一般"。她的心脏怦怦地跳到了嗓子眼。她身体发烫，但两手却冰凉湿冷。她陷入了彻底的恐慌中。她忖度，对于这种生理恐惧，她完全无计可施。"她不怕独自一人，不怕被风雪围困，不怕遭受身体攻击，不怕被强暴，什么都不怕……但她就是感到恐慌。"泰勒夫人抵抗着心中排山倒海般的逃离冲动，她告诉自己"待在这里（屋子里）我才能活下去，跑出去的话，只会哭哭啼啼地翻过几座雪丘然后死在浪里风里。"

很明显泰勒夫人的恐慌来自她的内心。陀思妥耶夫斯基在《地下室手记》中说，如果不能向自己解释清楚什么事儿正发生在自己身上的话，没有人可以活下去，如果有一天他们无力再向自己解释清楚任何事，他们会说自己是疯了，对他们来说，这就是唯一的解释了。陀思妥耶夫斯基的观点得到了当代心理学家保罗·津巴多的认可，后者这样写道"大多数精神疾病并不是认知障碍引起的，而是由于尝试解释不连续状态但未能成功所致，或者是由于内在状态无法解释所致"。大多数人都把不可解释的经历看作必须得有个解释的事情。

泰勒夫人想找到自己恐慌的来源，这种需求是对强烈的内在亢奋做出的正常的生物反应。事实上，定向反应的目的在于确认我们经历中那些未知的事情。如果那些未知事物可能会给我们带来威胁，那么把事情弄清楚就格外重要。如果我们不能正确地确认什么在对我们造成威胁，那么创伤受害者就会在不经意中自布陷阱。

正如陀思妥耶夫斯基和津巴多指出的，人类很难接受这一点：我们经历的某些事情根本就无法解释。一旦原始的定向反应被激活，我们就会身不由己地去寻求一种解释。如果找不到相应解释，我们常常不是用自己强大的认知能力去看清正在发生的事情。即便我们真的具有清醒思考的能力，我们的认知能力也不会完全摒弃自己的原始需求，我们仍会试图确定个人不幸的缘由。相反，如果身体或心理成功地确定了不幸的缘由所在（正如第二章中南茜的例子），那么确定危险源这种需求就得到了满足。然后就会出现一个自然而成功的自卫反应，使整个体验过程圆满完成。对我们许多人来说，这是往创伤愈合迈出了一大步。

然而，一般而言，我们会使自己的认知能力更进一步——把事情弄明白，对事情进行定性或记住这件事。在这样做的过程中，我们将自己跟事件隔离得更远了。这种隔离就好比是肥沃的土壤，创伤的种子会在其中生根发芽。动物们在无法确定亢奋来源时会呆立不动而不是逃跑。当僵直反应凌驾于泰勒夫人的极度逃跑冲动之上时，她有了理性思考（用自己的新皮层），她觉得如果试图离开那间屋子的话她就会死掉。她不仅解释不通自己的极度生理亢奋，而且还自设陷阱，深信自己逃出房子就会死掉。泰勒夫人于是就进入恐惧引发的僵直状态，将自己困在一张紧密的自设的网里。

跟乔奇拉市（见第二章）那些孩子一样，泰勒夫人害怕逃离胜过害怕被困。她的新皮层徒劳地想要做出解释，但她的爬虫类大脑却迫使她采取行动。在恐惧和自掘坟墓式的困惑中，泰勒夫人终会全神贯注于自己急促的呼吸，而将其他一切都抛在脑后。当她最终抛却了想要理解的需求时，她的爬虫类大脑会完成自己的活动过程——释放掉在她体内聚集的超常水平的能量。没有人告诉我们这种能量的存在。也许甚至泰勒夫人自己都没有清醒地意识到这种能量。对她（以及我们所有人）来说，幸运的是，知道与否都没关系。通过全神贯注于自己的呼吸传递出来的体验感受，泰勒夫人释放掉了体内的能量，而这能量正是她惊恐发作的源头。

失去合成新信息的能力 / 失去学习能力

过度警觉的一个固有特质是正常定向反应的缺失（请见第七章）。这会给心理受创者带来严重后果。首先，它会损害我们在任何情况下的有效应对能力，而不仅仅是在那些需要积极防备的情况下的应对能力。定向反应的部分功能是在意识到新信息的时候确认它。如果这种功能受到损害，那么无论新信息量大量小都会令我们困惑及负荷过重。这种情况下，新信息不会被吸收并供将来所用，而是会堆积起来。信息会变得杂乱而不可用。重要的信息被放错地方或者被遗忘。大脑会失去有条不紊地整理信息的能力。它不是保留没用的信息，而是把信息"遗忘"了。在这种困惑中，任何其他问题都会使局面复杂化，原本普通平常的境况会迅速发展成一场悲剧般的噩梦，充斥着沮丧、愤怒和焦虑。

比如，如果我正在焦急地试图研究桌上的文件，灯突然熄灭了，我就无法从容不迫地处理这个突发事件。我会跳起来，如"有人闯进我家里来了"这种不理性的想法会迅速从我脑中闪过。我明白这极可能是自己在瞎想，但是我手忙脚乱中会把那一沓原本堆叠得整整齐齐的重要文件撞翻在地上。在瞬间引爆的不理智的暴怒之下，我会浪费精力狂怒地猛捶桌子。

一些无益的想法会涌入我的脑海：后门锁了没有？谁原本应该去交电费？"胖三"（我的狗）在屋里不？我找着火柴擦了一根，微弱的光线照着凌乱的桌子。电费单在哪儿？我的注意力分散了；我忘了火柴正燃着呢，火苗烧到我手指的时候我一下把它扔到了地上。我的文件着火了。一阵恐惧传遍我全身，我感到全身无力，觉得无力对这火采取任何行动。几秒之后，我渐渐有了点行动能力，但是僵直状态损害了我的协调性。我笨手笨脚地去扑打火苗，但效果不好。意识到自己动作笨拙背后的危险之后，我更加发狂，我意识到自己因为急于控制局面居然抓起书里唯一剩下的那几页已完成的草稿去扑火，但意识到时已经太晚了。火苗自己渐渐熄灭了。我又开始试图整理乱七八糟的桌子。那些文件都怎么样了？我是把那个东西放在这里了吗？电费单在哪儿？我无力去想自己找到的东西有何意义；虽然我的朋友以及其他一些人经常建议我该如何更有条理，但是我仍然我行我素。我还有什么可做的？在这种状态下，我无法学习，无法习得新行为，无法挣脱那会控制我生活的令人痛苦的模式。没有学习新行为、制订计划或合成新信息的能力，我被剥夺了选择权，我原本可以在它们的帮助下减缓这种威胁着要控制我生活的杂乱和无序。

长期的绝望无助

在僵直反应、定向反应和自卫反应变得极其稳定、极其衰弱，主要沿着预定的功能失调的路子发展后，人就会出现长期的绝望无助。过度警觉、学习新行为的能力丧失，再加上长期的绝望无助，这三者加在一起，是心理受创者的另一个常见特征。

随着绝望无助渐渐成为他们生活中无法摆脱的一部分，心理受创者会很轻易在生活中表现出绝望无助的样子。

所有的心理受创者都会表现出某种程度的长期的绝望无助。在这种情况下，他们很难积极参与新局面。对我们中那些有绝望无助感的人而言，任何逃避或前进举措都几乎全无可能。我们是自身想法和自我评价的牺牲品。当我们的身体亢奋地对某个事件或刺激做出回应时，我们并不会像健康人那样进入定向和自卫反应。相反，我们会直接从亢奋状态进入僵直和无助状态，跳过正常反应顺序以及其他情感。我们会成为心理创伤受害者，等着一遍又一遍地继续受害。

因为没有做出正常的定向反应，所以在受到威胁时我们无法成功逃脱，哪怕当时的形势中存在逃脱的可能。我们甚至看不到这种可能。亢奋与僵直之间的联系如此紧密，几乎不可分开。亢奋导致了僵直。仅此而已。任何时候我们亢奋时，都会不自觉地感到僵直和绝望无助。我们的身体状态也确实如此。我们也许会肾上腺素升高，身体有奔跑能力，但是这种无助感会强大到令我们根本找不到出口、无法逃离的地步。这种现象长存于强迫性的关系中；我们也许知道自己想要离开，但是恐惧和僵直会罔顾我们与环境之间最原始的联系，我们会身不由己地留下。我们不会做出正常的定向和自卫反应，也无法感受到它们带来的乐趣和活力，而会感到焦虑、强烈的无助、羞愧、麻木、压抑和人格解体。

创伤性耦合

在创伤性耦合中，某种刺激与某种特定反应紧密结合在一起，它们一起作用，凌驾于正常的定向行为之上。这种刺激与某种具体反应衔接在一起，毫无例外。我们实际上不会出现任何其他结果。比如，未受创伤之人在服用育亨宾（Yohimbine）之后，仅仅会出现心跳加快、血流加速。然而，患有创伤后应激障碍的退伍老兵则会出现不同的反应。他们会开始再次体验到战场上的恐怖和悲惨，而不仅仅是将它们当成体觉。这就表明有创伤性耦合的存在。对战场老兵来说，亢奋和伴随僵直反应而来的情感——恐惧、惊骇、愤怒和无助——都是密不可分的。

另一个常见的创伤性耦合范例是，心理受创者在性亢奋时会出现恐慌。性亢奋导致恐慌、僵直和无助，而不是强烈的快感。这也许会使人们认为他们曾遭受过性虐待，而事实上他们的反应不过是创伤性耦合引起的而已。

创伤性焦虑

> 没有哪个宗教大法官会像这样随时随地遭受焦虑这种可怕的折磨……这折磨始终困扰着他，注意力分散救不了他，噪声救不了他，他工作它在，他玩耍时它在，它白天黑夜都如影随形地跟着他。
>
> ——索伦·克尔凯格尔（Soren Kierkegaard），丹麦哲学家

亢奋状态挥之不去，危险感萦绕不去，没完没了地寻找危险来源，无法找到危险源，解离，绝望无助——所有这些加起来，构成了创伤性焦虑。如果我们无法从僵直反应中走出，我们就会得到这样的生物学信息："你的安危尚未确定。"这种垂死感在愤怒、惊恐、恐慌以及绝望无助的作用下会大大加剧。所有这些因素合在一起，制造出这样一种现象：创伤性焦虑。

"恐惧"（fear）这个词来自古英语中"危险"这个词，而"焦虑的"（anxious）这个词则来自一个希腊词根，意思是"压紧的"或"勒死"（strangle）。

创伤性焦虑体验深入骨髓，远非我们平常所说的焦虑所能比。高度亢奋状态、创伤症状、害怕走出或完全进入僵直状态以及惶恐不安、总觉得哪里出错了的感觉，这些加在一起，使人处在永不消退的极度焦虑状态中。这种焦虑充斥在精神严重受创者所有的生活体验中。正如我们比游于水中的鱼更能意识到水的存在一样，心理受创者周围的人可能会比他们本人更能清楚地意识到他们的焦虑。创伤性焦虑的表现症状是紧张、烦躁和担忧，

给人的感觉是"高度紧张"。心理受创者会经常性地惊恐发作、惧怕以及对一些琐碎小事大惊小怪。这些病症并不是他们性格中固有的东西，而是表明他们的神经系统暂时地、可能也是长久地处于崩溃状态。

身心症状

创伤症状不仅影响着我们的情感和心理状态，而且也影响着我们的身体健康。如果身体不适，而又找不到其他病因，那么很可能压力和心理创伤就是其诱因。创伤会使人变盲、哑或聋；它会导致人的腿、胳膊或四肢瘫痪；它会给人带来长期的脖颈和背部疼痛，带来长期的疲劳综合征，会使人患气管炎、哮喘、胃肠问题、严重的经前期综合征、偏头疼和一系列身心疾病。任何能够将创伤导致的没有释放的亢奋困住的身体系统都是有缝的蛋。受困的能量不会放过我们生理机能中有懈可击的方面。

否认

许多心理受创者对自己的心理创伤症状逆来顺受，从未尝试设法让自己重新恢复更正常、更健康的生活。否认和失忆症对强化他们的这种生活状态起了重要作用。虽然我们也许会忍不住评判或者批评那些否认自己曾受过心理创伤的人（他们声称其实并没有发生过致创事件），但重要的是要记住，否认本身就是心理创伤的一种症状。否认和健忘症是心理受创者在意志薄弱的状态下做出的主动选择；这些症状并不能表明他们意志薄弱、人格有障碍或者不诚实。这种功能失调与人的生理有关。在致创事件发生的时候，否认帮助人保留发挥机能和存活的能力。然而，一旦变成长期性的，它就成了创伤中的一种病态症状。

要逆转否认或健忘症，需要极大的勇气。逆转过程中释放出的能量可能会非常巨大，不容小觑或轻视。逆转过程是心理受创者人生中的重大时刻。

格拉迪斯

格拉迪斯的故事也许看起来有点荒唐可笑，但这个故事是真的，而且这种事发生在一个有典型否认症状的人身上也完全不足为奇。家人、朋友以及治疗专家的帮助和支持可以帮助患者摆脱否认症状或健忘症，但治疗时间的选择却要完全根据患者的生物和生理状况来定。

格拉迪斯被她的医生转诊到我这里，那位医生当时在为她治疗甲状腺问题。那位内科医生一直找不出她反复发生剧烈腹痛的缘由。在第一次见她的时候，她那紧张、害怕、两眼大睁的样子就给我留下了深刻印象。她的眼睛似乎要从眼眶里凸出来了，这不仅表明她患有甲状腺功能亢进，而且还说明她处于恐惧和长期的过度警觉状态。我问她是否感到恐惧或是否曾有过心理创伤，她告诉我说没有。

因为知道人们有时候会否认自己受过创伤，所以我换了种说法，问她最近五年内是否经历过特别让她害怕或难过的事情。她又一次告诉我说，没有。我试图让她放松下来，随意地说起最近的一项研究发现，很多人在最近五年内都经历过令人害怕的事情。

"嗯，没错，"她回应道。"唉，我几年前就被人绑架过。不过并没有那么吓人。"

"一点都不吓人？"

"是的，一点都不。"

"具体什么情况呢？"

"我当时跟几个朋友一起去科罗拉多州滑雪，我们原定一起出去吃晚餐。一个男的开车过来，打开车门，我就进去了。但他并没有去那家饭店。"

"你当时害怕不？"

"不害怕，就是一次周末滑雪。"

"他带你去了哪里？"

"去了他家。"

"他没有去那家饭店而把你带到了他家，你不害怕吗？"

"不害怕。我不知道他为什么要带我去那里。"

"哦。接下来发生了什么？"

"他把我绑到了他的床上。"

"害怕吗？"

"不害怕。其实也没有发生什么。他只是威胁了我。嗯……也许我有点害怕吧。他家的墙上挂着各种各样的刀和枪。"

"但你其实并不害怕？"

"不害怕，什么事儿都没发生。"

格拉迪斯那天离开的时候明显很平静的样子。她说自己在整个绑架期间以及其他任何时候都没有受到惊吓，这种看法还左右着她的整段经历。她离开后再没有来过我这里。

格拉迪斯的故事虽然有点极端，但是这就是典型的否认症状。否认一直将心理受创者控制在自己的爪下，直到保卫身体系统的原始过程决定放手为止。我们可能会因为感到有安全感了，或者因为另一事件激活了那段"记忆"，或者哪一天因为我们的身体说"够了"，而摆脱否认症状。虽然朋友、至爱之人以及治疗专家确实可以做些事情提供帮助（比如，介入治疗），但是这些治疗能否选择成功的时机是关键。

创伤幸存者会进一步受害

一个被自己父亲猥亵的小女孩会僵呆在自己床上，因为她无法通过跑掉避开这种经历带来的恐惧和羞耻感。在积极的自卫逃跑反应受挫之后，这个孩子适应正常刺激的能力会发生变化。她不会再好奇地或有预判地对事物做出反应。她会因为恐惧而行为拘谨呆板。"正常"的孩子听到脚步声后会迅速做出预判，但是这种声音只会使被近亲猥亵的孩子因恐惧而僵呆。

在遭受近亲猥亵时，孩子们的反应是习惯性地进入僵直状态。然而，对于受威胁的孩子来说，僵直会变成他们心理创伤中的一种失调症状。孩子们会在心理和生理上双重受害。他们会无法完成从僵直到积极逃脱之间的完整转换，无论他们发现自己处于什么样的境况中。他们会觉得非常无助和羞耻，以至于在受到攻击和面临压力的时候实际上根本没有任何力量来保护自己。

任何在心理上反复被压垮的人都会进入焦虑和绝望无助状态。此外，他们会把这种绝望感带入其他许多被视为有威胁性的处境。他们会得出判断，认为自己完全无助，他们会继续以各种方式向自己以及他人证明自己的受害者身份。他们向绝望感屈服，哪怕在完全有能力掌控局面时也会这样。有时候（在所谓的反恐惧反应中），他们也许会试图故意挑起危险，以反驳自己身上不讨自己喜欢的那一面。无论哪种方式，他们的种种表现都证明他们是受害者，他们的行为会促使他们进一步受害。

职业罪犯说他们利用肢体语言选择受害者。他们从经验中明白，有些人群不像其他人群那样有很好的自卫能力。他们依据的是僵硬而不协调的肢体动作以及混乱的行为中泄露出来的信号，他们以此选择自己的潜在"猎物"。

最后一个转弯

随着创伤症状越来越复杂，它们会将心理受创者的所有体验都纳入创伤之网。这些症状都有生理基础，但是当它们发展到螺旋式下降中的最后一个转弯处时，它们就不仅仅会影响而且会驱动我们体验中的心理层面了。最令人恐惧的是，这种影响很大程度上根本是我们意识不到的。

我们可能并不能充分意识到心理、创伤的影响，但它无疑在积极地发挥作用。它以狡诈隐蔽的方式影响着我们的行为动机和动力。这就意味着，一个小时候被打过的孩子长大后可能会有打人的冲动。驱动他去打人的能量就是遗留在他的创伤症状中的能量。这种潜意识的冲动只能通过强大的意志力去克制，直至能量被释放出去。

过往创伤性事件反复重现，这种现象被称为案件重演。它决定着创伤症状螺旋下降式发展中最后的一个转弯。案件重演对个体、社会以及全球性社区而言，更有强迫性、更神秘、更具破坏性。

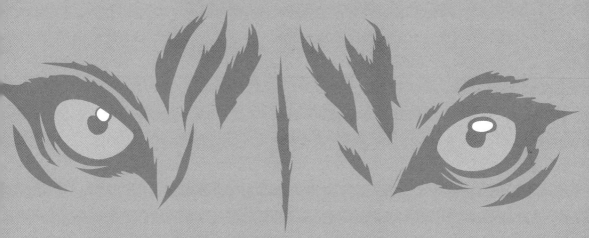

Waking
the
Tiger

{ 第三部分 }
PART 3

转　化

第 十 三 章

重复的蓝本

往事重演

> 我们不应感到惊奇。
>
> ——西格蒙德·弗洛伊德（Sigmund Freud）

　　终结和治愈心理创伤的动力跟心理创伤症状的力道一样强大、顽强。通过往事重演解决心理创伤，这种冲动强烈而令人难以抗拒。我们身不由己地被拖入与原始致创场景明显相似或相似度不那么明显的场景。我们也许会发现自己通过身体症状或者通过与外部环境间的全面互动感受创伤影响。往事重演也许发生在亲密关系中、工作场景中、车祸的反复重复或灾祸中以及其他看似随机的事件中，也有可能会以身体症状或身心疾病的形式表现出来。曾有过创伤体验的孩子会反复在玩耍中将受创经历重新再现出来。成年人，会在日常生活中重演创伤情景。无论个体年龄如何，这种机制是相似的。

从生物学角度来看，像往事重演这种影响巨大而有强迫性的行为属于"生存策略"的范畴。这就意味着，这些行为是经过选择的，原因是，在历史进程中它们有利于人类物种的繁衍。那么，往事重演，这种常常会使人处于危险境地、令许多心理受创者和整个社会备受困扰的行为，究竟对于人类的生存有着怎样的价值呢？

说到生存知识，我们必须快速有效地了解并从我们的环境中学习。学习和再学习的欲望必须具有一定的强制性。在野外，年幼的动物最初的逃生常常不过是"运气"而已。它必须得发展出能增加逃命概率的行为，因此整个教育期短暂而紧张。

为了提高这一学习过程，我相信，动物们会在被激活的生存能量被释放之后，"反省"每一次近距离遭遇，并练习可能的逃脱选择。我曾在《探索》频道看到过这种行为范例。三只猎豹幼崽快速转变路线爬到了一棵树上，从而九死一生地躲过了狮子的追击。在狮子离去之后，这几只猎豹幼崽从树上下来，开始玩耍。每一只轮流扮演狮子，而其他两只练习不同的闪躲腾挪技巧。它们急转弯，然后又飞速爬上树，直到它们的妈妈从远处打猎归来。然后，它们自豪地在母亲身旁蹦蹦跳跳，告诉她它们成功地从死神的利爪下死里逃生。

我相信，"往事重演"的生物学根源就存在于这常态化的第二阶段中——在玩耍中练习自卫策略。那么这种我们天性中固有的玩耍般的生存机制是如何演变成了悲剧性的、病态而激烈的创伤性往事重演的呢？这是一个有待解决的重要问题，这个问题不仅值得创伤受害者深思，也值得整个社会深思。人类社会中挥之不去的暴力中有许多都是悬而未决的心理创伤带来的直接或间接结果，人在反复尝试重建掌控感而未能成功的时候就会出现这种情况。

　　我们来看一个常会发生在人类身上的场景：在开车的时候，你看到一辆车直接向你开过来。你的身体本能地活跃起来自卫。当你几个快转躲过一劫时，你感觉到剧烈的能量释放。你注意到那辆车是水星美洲狮。劫后余生让你感到心情很好。你开车到路边停下，注意到虽然刚释放了很多能量，但是仍感觉活力充沛。你将意识集中到自己的体验感受上，你注意到自己的下巴和骨盆那儿有短暂的颤抖，这颤抖很快传遍全身。在能量释放过程中，你会感到有点热，感到自己的胳膊和手有刺痛感。现在你更镇定些了，你开始回顾整个事件。你会设想出这局面下的不同场景，然后认定，自己刚才的自卫策略虽然也成功了，但是也还可以有其他的应对策略。你把这些不同策略记下来，然后开始放松。你开车回家，将发生的事儿告诉家人。你的神态中颇有几分自豪，对事件的重新讲述让你仿佛补充了能量。你的家人支持你，为你高兴，你现在安全了。他们的关切让你深受感动，你感到他们为你回来感到开心。你突然会感到很累，然后决定在晚餐前小憩一下。你现在很镇定，很放松，立刻就睡着了。当你醒来时，你感到充满了活力。那一晚上的事情就此过去，你踌躇满志地带着往常的自我感继续投入生活。

　　不幸的是，人类常常并不能完全将自卫时激活的巨大能量释放出去。于是，当他们进入第二阶段时，他们回顾事件，但是却仍然处于高度亢奋状态。这种拔高的能量等级水平使"玩耍"型的回顾成为不可能之事。相反，令人恐惧且具有强迫性的往事也许会突然重现，这种重现跟重新经历事件差不多。在第十六章"车祸发生后的疗创方案"一节中，我探讨了人类对能量释放不完全的最常见反应。大部分人会试图内化这些未被释放的生存能量，他们企图以此控制它们。虽然这种方法更为社会所接受，但它其实跟"外现"一样激烈，而且也并不能有效地应对这种高度紧张的激活状态。重要的是我们要明白，将本能的自卫过程内化，这种策略其实是一种"往事重演"——也许可以被称为"内演"。出于好几种原因，我们的文化更喜欢个体对自己施加暴力。很明显，这更利于维护一种看起来可控的社会结构。然而，我认为还有另一种更有力的理由——把我们喜欢解决生死事件的癖好隐藏起来，否认自己有这种需求；这种理由深藏不露。最近，激烈的"外现"行为的增多带来的积极一面是，它迫使我们面对这个事实：创伤后应激障碍，无论表现行为是"内演"还是"外现"，其实都是一个重大健康问题。我们来看一个"外现"场景：

> 在开车的时候，你看到一辆车直直向你开过来。你的身体瞬间紧张起来，然后在恐慌中僵直。你一动不动，逃无可逃，听天由命。你感到一切都失控了……然后，就在最后一刹那，你奋力摆脱了恐慌，一个转向避开了撞过来的车。在擦身而过的时候，你注意到那辆车是水星美洲狮。你将车开到路边停下。你的心怦怦地剧烈跳动，你大口喘息。在努力恢复控制的过程中，一阵兴奋感转瞬即逝，随后是强烈的亢奋。这种能量使你恐惧，然后你会渐渐觉得愤怒。这种愤怒帮助了你。你开始将怒火集中到那个差点害死你的"蠢货"身上。你的心脏仍在怦怦直跳，各种思绪仍在飞速闪过。你注意到自己两手冰凉，仍紧紧抓着方向盘。你想象着用尽全身力气掐死那个蠢货。你仍然很紧张，刚才的一幕幕在眼前闪现。（第二阶段开始了，但是你仍然高度紧张。）恐慌感又回来了。你的心仍剧烈跳动。你渐渐失控，你渐渐又感到愤怒。愤怒成了你的好伙伴——它帮助你维持一种一切都在掌控内的虚假表象。

　　你的思绪又回到那个蠢货身上。他把你这一天毁了。你想知道他的状态是否跟你一样。你对此十分怀疑，因为他是那样一个蠢货。他很可能又高高兴兴上路了，已经忘了刚才的事件。一想到这个可能性，你就牙根痒痒，但是又开始想肯定他是这样。然后你脑子一闪，想到了那辆车，那是一辆黄色美洲狮。一想起这个，你的怒火又上来了。你讨厌那辆车，讨厌那辆车的司机。你要给那车那人一个教训。

　　你驱车去找那辆黄色美洲狮。你在一个停车场找到了它。拐进那个停车场的时候，你的心跳又开始加速，你又开始情绪激动。复仇——伸张正义。你将车停在几辆车之外，打开后备厢，拿出撬胎棒。冲动之下，你直奔那辆车而去，开始用撬胎棒砸它的挡风玻璃。你砸了又砸，想把心中的强烈能量释放出去。突然，你停下来四处张望。有人在用难以置信的眼神看着你。有人怕你，有人以为你是个疯子，还有人在满含敌意地瞪你。有那么一瞬，你很想去攻击那些满含敌意的人。他们可能是美洲狮车主的朋友。然后，你清醒了。你意识到了自己所做的事，你羞愧万分。羞愧感很快被恐慌取代。你触犯了法律，警察可能正赶过来。赶紧逃吧。你向自己的车跑去，钻进去，开车一溜烟离开。

　　等你到家的时候，羞愧感湮没了你。你的家人很高兴见到你回来，但是你不能告诉他们发生了什么。他们问你怎么了，你没理他们。砸玻璃带来的快感早就烟消云散。恐慌再一次出现。你不能待在家里。你钻进车里开车离开，努力想镇定下来。但好像都没用。你告诉自己那个蠢货是罪有应得，但是这个想法并没有给你带来任何安慰。你觉得自己需要借助什么放松下来，于是你开车去了最近的酒吧。

很明显，这种反应对生存而言几乎没有什么价值。上述场景中的那个人在高度亢奋的状态下无法理智地省察整个事件。整个事件并没有让他控制住局势，没有将生存能量释放出去然后回归正常功能状态，反倒使他重演或表现出了他内心中的骚乱。我们不要对这种特别的反应做评判，这很重要。我们必须看清它的本质——试图释放面对生死威胁时调动起来的巨大能量而未能成功。心理学家詹姆斯·吉利根（James Gilligan）在他的《暴力》（*Violence*）一书中，做了如此的生动描述："……企图实现并维护正义，或者试图纠正或阻止非正义，这才是暴力的缘由，也是唯一缘由。"无论从情感和智力层面来看，吉利根博士的见解深刻而准确，但是从生物学层面——即本能机能层面——来看又如何呢？从不涉及任何思考的体验感受的角度来看，我认为正义会给人带来圆满感。没有释放和圆满的话，我们会注定反复陷在激烈的往事重演——无论是"外现"还是"内演"的悲剧性循环圈里无法自拔。

一个让人羞于承认的事实是，人类行为中有相当大一部分都是在高度亢奋状态下完成的，原因是我们对威胁做出反应时，没有完成整个反应过程。大多数人都似乎对那些公然寻求正义的人非常迷恋，甚至是非常痴迷。详细讲述"连环杀手"生活的书不计其数，许多还都是畅销书；以正义和复仇为主题的电影可能是所有电影里面数量最多的吧。

我们之所以会被这些"外现"型人深深吸引，背后的原因是我们渴望完成反应过程，渴望解决创伤——或者，如我所称的那样，与创伤进行"重新协商"。在重新协商的过程中，激烈的往事重演之循环圈会被转化为创伤治疗因子。一个实现转化的人不会再觉得自己需要报仇或实施暴力——羞惭和责怪在重生和自我接纳（见第十四章，"转化"）的强力影响下已经消解。让人叹惋的是，鲜有文学作品和电影是以此为主题的。电影《弹簧刀》中倒是展现了许多"重新协商"中固有的转化性特质。

我们身边最普通不过的"车祸"与其说是电影素材，不如说是我们日常生活的一部分，因此，更能说明问题。在《暴力》一书中，吉利根写道："有些事件往往会引起人最强烈的羞惭感，并因此引发非常极端的暴力，如果我们想要理解这些事件的本质，我们需要认识到，一个事件之所以会非常令人感到羞惭，其原因正在于它的琐碎平凡。正是这种强烈的羞惭感，如我前面所说，经常引发暴力。"当人们手足无措，不能成功地进行自卫时，他们常常会感到非常羞惭。人们出现暴力举动，是在为自己遭受屈辱伸张正义，报仇雪恨。

在第七章里，我们讨论了这个事实，即，人类的大脑分为三个完整体系：爬虫类脑（本能区）、哺乳动物类脑（情感区）和新皮层（理性区）。羞惭是大脑系统（哺乳动物类脑）形成的一种情感。正义则是大脑新皮层形成的一种观念，但这跟本能有什么关系呢？我认为，如果要求释放生存能量的本能冲动遭到阻碍，那么其他两个大脑系统的功能也会彻底发生改变。比如，我们来看一看之前所提到的"重演"场景。未被释放的能量对个体的情感和理性反应产生了怎样的影响？很简单，情感大脑将这种能量转化成了愤怒。然后，理性大脑制造出了"复仇"这个想法。在既定条件下，这两种互相关联的系统做了自己能做的事情。然而，由于本能区没有将强大的生物能量释放出去，所以这两个系统处在一种它们无法应对的境地。这种尝试带来的结果是往事重演而不是重新协商。

虽然激烈的行为也许会给人带来短暂的慰藉和膨胀的自豪感，但是没有生物学意义上的释放的话，整个过程就不够圆满。因此，羞惭和暴力循环就会继续。神经系统仍然保持高度活跃，这迫使人们寻求他们所知的唯一能给他们带来慰藉的事情——更多的暴力。创伤性事件并没有得到解决，人们的行为会继续被打上创伤的烙印，好像致创事件仍在持续一样。因为，从生物学角度来讲，人们的神经系统仍处于高度活跃状态。前面提到的三只小猎豹知道事件已经结束，而人类尽管智力"高度发达"，却往往并不知道。

很多人的一生似乎都是童年时代的重演。惊讶于这个事实，弗洛伊德合成了强迫性复现症（repetition compulsion）一词，来描述重复出现的行为、关系、情感和梦想，这些似乎一直是早期创伤在重复播放。弗洛伊德提出的强迫性重复概念建立在他的一系列观察之上，他观察到，人们不断将自己置于奇怪的怀旧型处境中，不断地想起原来的心理创伤，以期找到新的解决方法。

7 月 5 日，早上 6:30

贝塞尔·范·德·柯尔克是一名精神病学研究者，他在创伤后应激障碍领域做出了杰出贡献。他讲述了一名退伍老兵的故事，这个故事生动地展示了往事重演在驱动人寻找解决方案时危险而有重复性的一面。

20 世纪 80 年代后期，7 月 5 日，一个男人在早上 6 点半走进了一家便利店。他一根手指插在口袋里，模仿成枪的样子，命令收银员把收银台中的现金拿给他。在拿到 5 美元的零钱之后，他回到车上，在车里一直等待警察到来。警察到来之后，这个年轻人从车里走出来，手仍然放在口袋里，声称自己有枪，要求警方跟他保持距离。幸运的是，他被羁押起来，没有被警方击毙。

在警察局，负责查看此人记录的警员发现他在过去的 15 年间已经犯过 6 次所谓的"持械抢劫"，全部都发生在 7 月 5 日早上 6 点半！一查，发现此人曾是越战退伍老兵。警方认为这次事件并不仅仅是巧合。他们带他去了附近一家退伍军人医院，在那里贝塞尔·范·德·柯尔克博士有机会跟他进行了交谈。

贝塞尔·范·德·柯尔克直接问这个人："7 月 5 日早上 6 点半时你到

底出了什么事？"他直接做了回答。在越南的时候，这个人所在的排受到越南兵的伏击。所有的人都死了，只除了他和他的朋友吉姆。那一天是7月4日。夜幕降临，直升机无法营救他们。他和吉姆缩在一片稻田里，周围全是越南兵。在早上大约3点半的时候，吉姆被越南兵的一颗子弹击中了胸腔，然后7月5日早上6点半的时候死在了他的怀里。

回到美国之后，每年的7月5日（只要不在监狱里），他都会将朋友死时的场景重演一遍。在接受范·德·柯尔克的治疗时，这位老兵表现出了失去朋友的悲伤。然后他将吉姆的死跟他的抢劫冲动联系到了一起。在意识到自己的情感，意识到原始事件在他的抢劫冲动中扮演的角色之后，这位老兵终于能阻止自己重演这种悲剧性事件。

这位老兵的抢劫和体验之间到底有什么关联？通过策划"抢劫"，他重新创设了导致朋友死亡（以及他们排里其他人死亡）的交战场景。这位老兵精心安排了演出队伍，驱使警察来参与"表演"，让他们来扮演越南兵的角色。他并不想伤害任何人，所以他用自己的手而不是枪。他然后将整个局势推演到高潮阶段，最终得以获得了需要的帮助，以治愈自己的心理创伤。然后他终于化解了由于朋友的惨烈死亡和对战争的恐惧而产生的痛苦、伤心、内疚。

如果我们在对他的过去一无所知的情况下看待他的行为，我们也许会认为他是个疯子。然而，对他的过去稍做了解，我们就可以看出，他的行为其实是一种绝妙的尝试，他试图借此解决心中那道深深的情感伤疤。他的往事重演行为一次次将他带到事件边缘，直到他能将自己从战争带来的无边噩梦中解脱出来为止。

意识所起的重要作用

往事重演与原始事件之间的联系也许并不总是一目了然。心理受创者也许会将致创事件与另一个情形联系起来，然后重复这种情形，而不是重复原始致创情形。反复出现的事故就是这种往事重演的一个典型例子，尤其是这些事故如果存在某种相似性的话。还有其他情况，即受创者有可能会反复招致某种特定类型的伤害。踝关节扭伤、膝盖扭伤、颈部扭伤，甚至许多所谓的身心疾病都是重现中常见的例子。

通常，这些所谓的"事故"会以意外事故的面貌出现。要想确认它们是不是创伤症状，要看这些事故是不是反复发生，要看这些事故的发生频率。一位年轻人童年时曾遭受过性虐待，他在三年的时间里发生了十几起追尾事故。（在这十几起事故中，他每一次都不是明显过错方。）经常性的往事重演是最耐人寻味、最复杂的心理创伤症状。这种现象有时因人而异，往往是重演的事情和原始情形之间存在惊人的巧合。虽然重演中的有些要素尚可理解，但有些元素则似乎完全不能用理性进行解释。

杰克

杰克是一个害羞而不苟言笑的人，40多岁，住在美国西北部。关于他来见我的缘由，他一直觉得很尴尬。然而，在尴尬背后是一种无处不在的羞惭和挫败感。去年夏天，在开船驶进码头的时候，他骄傲而又玩笑般地向妻子宣布："我开船开得很漂亮吧。"结果话刚说完，他、他的妻子，还有他们的孩子都摔了个四脚朝天。原来，就在他泊船的时候，一根绳子缠在了油门杆、离合器之类的东西上。船猛地向前一蹿（他泊船的时候一直让发动机在那儿空转）。杰克和他的家人都被颠得摔倒在地上。幸运的是，没有人严重受伤，但是他撞上了另一艘船，造成了价值5000美元的损失。当码头主人提出帮他泊船（可能以为杰克喝醉了）时，觉得很丢脸的杰克跟码头主人大声嚷嚷了一番。身为一名经验丰富的船夫，而且来自一个航海家庭，这个事件让杰克非常泄气。他很清楚不该让发动机空转。

通过体验感受，在仰面朝天摔在地上之前他感到自己抓住了那根绳子，他感到了这根绳子绞在身上胳膊上时火辣辣的感觉。这使他想起了自己5岁时的一幕。在跟他的父母一起划船时，他背朝下从一架梯子上摔了下来。他非常沮丧，而且吓坏了，因为他出不过气来。

在追忆这段经历时，5岁的他牢牢地抓着梯子骄傲地往上爬的情景如在眼前。他的父母当时正在忙别的事儿，没有看到他在玩梯子。突然一个波浪过来，船颠簸了一下，他被仰面摔在地上。接下来非常丢脸，他被带去看了一个又一个的医生，一遍遍地讲自己摔下来的事儿。

这两起事件——5岁时摔那一跤和最近这次丢脸事件之间有重要关联。在这两件事发生之时他都正在玩笑般骄傲地展示自己的能干，然后都被仰面朝天摔在地上，摔得头晕眼花、狼狈不堪。他父亲的船名字叫"狂浪号"。而就在出事前一周，杰克刚将自己的船命名为"狂浪号"。

休克模式

在杰克将自己的船改名为"狂浪号"时，他其实跟那位越战老兵一样，在为随后的往事重演搭建舞台。往事重演之前往往会出现很多貌似巧合的提示。尤其值得注意的是，可能在毫不相关的观察者看来，这些提示与后续的重演事件都清晰地指向初始创伤事件。然而，心理受创者自己常常对此毫无察觉。

通常情况下，往事重演并非与潜意识中的偶然提示不谋而合，而是与初始致创事件暗合。就算个体本身对于初始事件究竟发生过与否根本就毫无印象，也改变不了这个事实。再者，就算个体对初始致创事件仍有印象，他对初始事件和往事重演之间的关联也往往毫无察觉。事实上，我们将会明白，不为人所察觉，这正是令人匪夷所思的往事重演现象出现的决定性因素。

没有清醒意识我们就别无选择

想将院中的青藤、黑莓丛或竹子齐根切掉，从而将其彻底清除？任何尝试过的人都知道这是不可能的。你必须得将它们连根铲掉。创伤跟这些类似。出现往事重演时，我们常常会称这些行为为"外现"。我们使用这些词别有深意。之所以将这些行为称为"演出"，是因为它并不是根源。从本质上来讲操纵它们的另有别物——个体根本没意识到的事物。

正如我们前面探讨的那样，"外现"确实会给机体带来一些暂时的宽慰。这些举动本身为持续不停的亢奋循环激活的多余能量提供了一个出口。分泌肾上腺素的化学物质和具有麻醉作用的内啡肽被释放到了身体中。与此同时，机体得以避开了会伴随真实事件而来的不可抗拒的情感和感觉。然而这其中的缺点在于，由于各种行为都是程序化的，所以个体几乎没有机会尝试新的或原创型事物。没有理智的人愿意终生生活在心理创伤的阴影中，不断地再现和再经历那些令人崩溃的往事。

往事重演和重新协商

任何往事重演中都始终有潜藏的、不为人知的事件和信念模式，这些模式似乎有自己的力量，能根据它们自己的指令给我们臆造出经历。这种强迫性的重复并不是一般意义上的"故意"为之。刻意的举动通常需要意识的参与，而在往事重演中，意识却几乎没有起什么作用。在重演中，人类的机体并不完全明了机体行为背后的驱动力和动机，因此，它的作用模式跟爬虫类大脑的作用模式相似。它只是依照本能行事而已。

往事重演代表的是机体的尝试，尝试完成机体在对野外威胁做出反应时伴随而来的激活和解除激活之自然循环。在野外，机体常常会通过奔跑或战斗等，或者其他能成功地结束生死对抗局面的活跃行为，将激活能量释放掉。如果初始致创事件需要机体采取积极逃跑策略，那么就难怪往事重演中也会做出同样的尝试。

因为我们是人，所以我们在某种程度上比动物们更容易遭受创伤。脱离这种似乎无解的困境的关键在于，我们有一些明显区别于动物的特征——我们能清醒地意识到自己的内在体验。如果我们能像杰克那样放慢脚步，感受伴随创伤模式而来的知觉和感受中的一切东西，停下脚步等它们完善自己，那么我们就能渐渐地接触并转化那种会迫使我们不断重现创伤性事件的动力和动机。通过体验感受唤醒自己的清醒意识，这种意识会给我们提供一种温和的能量释放方式，这种释放跟动物在行动中的释放一样有效。这就是重新协商。

在身体"剧院"内

由于令人不可抗拒的知觉和情感有内在资源，所以亢奋会变成长期状态。这就是为什么我们可以而且必须在内部努力，转化创伤。在往事重演中，外在世界是我们的舞台。但如果一直停留在外部，一切就不会有所改变。因此，往事重演常常完不成它的预定任务。

我们生活在一个不尊重内在世界的文化环境中，这对我们非常不利。在许多文化中，由梦、感受、意象和知觉组成的内在世界是神圣的。然而，我们大多数人只是简略地知道它的存在。关于如何深入这个内在世界，我们只有极少的或几乎没有任何经验。结果，当我们的体验需要它的时候，我们完全没有任何准备。结果，我们不可能娴熟地与心理创伤进行协商，我们更可能往事重演。

　　然而，如果有耐心、够专心，驱使创伤性往事重演的模式是可以打破的，然后我们就可以再次利用无限的情感基调和我们能实施的行为反应。一旦我们明白了创伤的起始和发展方式，我们就必须学会通过体验感受了解自己。我们与心理创伤进行重新协商所需要的所有信息都可以得到。我们的身体（本能）会告诉我们障碍在哪里，会在我们步伐太快的时候提醒我们。我们的本能会告诉我们如何调节我们的体验，这样我们才不会被弄到崩溃。当这些大脑机能合二为一时，我们就能在内部体验中主流和创伤造成的骚乱这两者之间建立起一种特殊关系。缓步慢行，使体验一步一步地展开，这使我们能够以自己能接受的步伐消化掉创伤体验中未被消化的东西。

　　在身体"剧院"中，心理创伤是可以被转化的；使创伤情感和行为长久留存的各自为政的元素也可以得到完善、整合，然后重新成为整体。伴随这种整体性而来的是掌控感和心理创伤的解决。

附言：往事究竟要追溯到何时何地

　　创伤性重现中耐人寻味的一点在于，它有时候根本无法解释。如果不承认这一点，对往事重演进行的探讨将是不完整的。话说得更具体点，我指的是往事重演中的创伤性事件有时候可以往上追溯好几代，要查查家族历史才行。

　　在一个培训班里，最近有人请我去见一位女士。她叫凯利，是苏城（Sioux City）的亲历者之一。这个航班在从丹佛市飞往芝加哥的途中，因为一场爆炸冲击波而失去了一只引擎。飞机严重倾斜，急剧降落。因为降速过快，所以尾旋降落似乎已经不可避免。值得称道的是，飞行员艾尔·海恩斯努力使飞机没有旋尾降落，而且设法做出了紧急迫降。在巨大的冲击力中，飞机七零八散，机身中的一部分散落到了周围的玉米地中。这一惊人事件被当时最负盛名的一位业余摄影师拍了下来。凯利七拐八绕向着一束光爬行，穿过一片金属碎片和电线组成的"迷宫"，逃脱了被困在飞机残骸中的命运。

在诊疗的时候，凯利慢慢地、渐渐地与飞机失事带来的恐惧进行了"重新协商"。我们聊到她在飞机失事时的那段经历时，凯利仿佛听到她父亲和祖父喊叫的声音："不要等！现在就行动！向着光去吧。在爆炸前跑出去。"她听从了这些声音。凯利的父亲和祖父分别都曾在飞机失事中幸存。两个人都是在飞机撞地后迅速离开飞机残骸，从而死里逃生。

很可能凯利听说过父亲和祖父的故事，这些故事使她明白在飞机坠地后该怎么做。但这次经历中的其他元素如何解释呢？飞机失事事件会被媒体广泛报道。这种事件往往会一下子影响数百人的生活，但一般而言，我们中只有少数人曾有过某个家庭成员遭遇飞机失事的经历；一家中有三个人遭遇过飞机失事，这种事就更少见了。再者，还要考虑事件的性质问题。一次车祸完全可以归咎于一时的不察，哪怕不察的当事人似乎完全没有任何责任。而飞机以类似的方式失事这种概率就实在太小了。

我曾从客户和朋友那里听说过好几个与此性质类似的故事。好几代人身上发生的事情间有惊人的巧合。有时候这些巧合至少可以部分地归因于家族神话和家庭模式。但其他（尤其是像这种规模的、牵涉许多人的灾难）的则无法解释。我把进一步评论的权利留给罗德·塞林，不过我却一直在思考创伤性休克的模式究竟有多深远的影响。

关于创伤性往事重演的神秘性，还有一个例子，这次的主人公是杰西卡。在两岁的时候，她第一次遭遇飞机失事并幸存。飞行员是她的父亲，飞机坠落到了树上。他把她从飞机上抱下来。25年之后，在从900英里之外坐飞机往家里赶的路上，杰西卡和她的男朋友乘坐的飞机在暴风雪中迷路，坠毁在一棵树上。结果发现，那棵树就坐落在她两岁时飞机坠毁的那座山的另一侧！在诊询的时候，杰西卡解决了来自复杂而多舛的童年时代的许多深层感受和反应。这是否意味着她不会再遇到事故了？或者第二次坠机于同一座山上仅仅是巧合？我不知道。我希望自己永远都别知道。姑且将其归结为谜吧。

　　　　我们在精神上与天堂和地狱合二为一，是为了使自己保持自由。

　　　　　　　　　　　　——伊曼纽尔·斯韦登伯格（Emanuel Swedenborg）

第 十 四 章

转　　化

　　对心理受创者而言，要想过上充满活力的自然的生活，他们不仅需要减轻自己的创伤症状，还要转化创伤。在成功地与创伤进行"重新协商"之后，我们本身会发生深刻变化。转化是改变某些事情、使其向对立面转变的过程。在从心理创伤状态向平静状态的转化中，我们的神经系统、感受以及通过体验感受体验到的感知会发生深刻变化。神经系统会在僵直和流动状态摇摆，我们的情感会在恐惧和勇气之间波动，我们的认知会在狭隘和接纳之间变换。

　　通过转化，神经系统重新获得自我调节能力。我们的情感开始使我们振奋而不是低落。它们使我们有了升华和飞跃，使我们更全面地看待自己在自然中的位置。我们的认知扩大了，我们有了接受能力，能接纳事物的本原样子，而不再随意置评。我们能够从自己的人生经历中学习了。我们不再努力去原谅，我们明白了无须责备。我们常常会更自信，与此同时适应性会更强，更随性自然。这种新的自信使我们放松、快乐、生活更充实。我们更能领悟生活的激情和狂喜。

这是一种深刻的变化——这种变化几乎影响了我们自身中的大部分基本层面。我们不再满含恐惧地看待这个世界。虽然我们的星球有时候确实存在危险，但是我们不再饱受无休止的恐惧的折磨——这种恐惧使我们过度警觉，在这种警觉状态下，我们时时感觉危险就在身边，最糟的事情总会发生。我们开始越来越有勇气面对生活，对生活越来越有信任感。这个世界成了这样一个地方：坏的事情仍会发生，但是这些都是可以克服的。信任，而不是焦虑，成了一切体验的发源地。转化会影响我们生活的方方面面，就像创伤令人饱受折磨的影响一样。探险家兼作家蒂姆·卡希尔如此说道，"我置自己的生命于危险中，以拯救自己的心。"在心理创伤中，我们虽然已经将自己的生命置于危险中，但是拯救的奖励尚未拿到。

创伤的两面性

被烧焦的飞机残骸散落在玉米地里，一道烧焦黑的痕迹如疤痕般在玉米地里铺陈开来。这边是导演彼得·威尔（Peter Weir）的非凡之作《空难遗梦》(Fearless)中开头时的镜头。在这一触目惊心的镜头中，男主人公马克斯·克莱刚刚从一场空难中幸免于难。他蹒跚着穿过一大片玉米林，一只手里疲沓无力地抱着一个婴儿，另一只手牵着一个 10 岁的孩子。医务人员和消防队员冲过来之后，马克斯叫停一辆出租车，要司机载他去了一家汽车旅馆。在一种怪异的麻木中，他冲了个澡。在水流之下，他用手慢慢摸索，确保自己的身子还在。当他发现自己身子侧面有道深深的伤口时，他很惊讶。第二天早上，在这场空难之前一直对坐飞机有病态恐惧症的马克斯拒绝乘坐火车回家，而是傲然选择乘坐飞机的一等舱回家。

　　到家之后，马克斯对世俗生活失去了兴趣，他离开家人、离开滚滚红尘，很快与空难的另一位幸存者开始了一段令人目眩的罗曼史。经过这场巨变之后，他不再害怕死亡。那些在空难中被他救了性命的人崇拜他，视他为英雄，无惧的马克斯似乎完成了转化。但真的如此吗？

　　在这部深婉动人的电影中，心理创伤的两面性显露无余。马克斯的生活由于在死亡面前的英雄行为而发生了巨大变化。然而，他朝着两种截然不同、完全相反的方向做出了改变。一方面，他似乎超越了凡世，开始了一种博大而极有激情的生活。但与此同时，他似乎又幅度收窄，不再能容忍或体验正常生活。他越来越紧张易怒，仿佛处在越来越收紧的螺旋中，创伤性的往事重演不断发生，每一次都是生死攸关。在疯狂地尝试治愈自己的新爱人的过程中，他差点将自己和对方都害死。最终，正是她悲悯的爱使马克斯摆脱了"弥赛亚"[⊖]般的错觉，直面自己的恐惧和亟须救助的现实。

　　每个心理创伤都为我们进行转化提供了机会。心理创伤加剧并引发了心理、身体的扩大和收缩。我们对创伤性事件的反应方式，决定着心理创伤究竟是残忍而狠辣、会把我们变成石头的"美杜莎"，还是精神导师，会引导我们穿过无垠而不可测的人生之路。在希腊神话中，从美杜莎被砍断的身体里流出的血被装进了两个小瓶子；一个瓶子能使人丧生，而另一个瓶子能使人复活。如果听天由命的话，心理创伤会使我们的生活失去活力，并彻底摧毁我们的生活。然而，我们也可以利用它进行重生和转化。心理创伤，一经解决，会使我们变得更强大。

　　⊖　弥赛亚，messianic，直译为"受膏者"，即上帝选中的人。——译者注

天堂、地狱和治愈：中间地带

> 至道无难，唯嫌拣择；但莫憎爱，洞然明白；毫厘有差，天地悬隔。
>
> ——信心铭⊖（第三世纪的"阿甘"⊜）

在《空难遗梦》中，马克斯在不断收缩的能量漩涡中一会儿狂喜不已一会儿如遭噩梦。这种在"天堂"和"地狱"两极之间的变换催生了创伤转化必需的节律。最终，在承认自己确实需要救助之后，马克斯向死神走去。虽然他很幸运，没有被杀死也没有发疯就完成了创伤转化，但是创伤转化其实还可以有更温和、更可靠的方法。

体感疗愈就是其中一种。这种方法使我们能渐渐地跨越"天堂"和"地狱"之间的鸿沟，将两种极端统一起来。从生理学的角度来讲，天堂是扩展，而地狱是收缩。这两端渐渐统一起来之后，心理创伤就能渐渐治愈。

机体演化出了精密的心理创伤治疗程序。这些程序包括团结的能力、弥合的能力及转化扩展和收缩这两极的能力。如果我们能和缓地将这两极化为一个整体，那么心理创伤就能被安全治愈。在应对身体创伤时，医师的工作是为治愈提供帮助（清洗伤口、用绷带或石膏夹将之保护起来，等等）。石膏并不能治愈断骨；它只是为断骨提供物理支持，使得骨头能够自发地完成智能愈合过程。同样地，在弥合身体中的扩展和收缩这两极时，体验感受帮助我们协调地完成奇迹般的转化。

⊖　信心铭，是禅宗的法典，作者是僧璨大师。——译者注
⊜　Forrest Gump，阿甘，电影《阿甘正传》中的主人公。——译者注

顺其自然：重新协商

> 　　一切都会流动，有进有出；万物皆有潮起潮落；钟摆现象存在于一切事物中；向左摆的幅度等于向右摆的幅度；此消彼长，此长彼消。
>
> 　　　　　　　　　　　　　　　　　——《凯巴莱恩》(*The Kybalion*)

　　我们的生活就像溪流。我们的生活经历之流以平静、骚动、和谐的周期性循环方式从时光中流过。我们的身体就是小溪的两岸，它们盛容着我们的生命能量，在约束这能量的同时又容许它自由地在这两岸间流动。这"岸"就是保护性的屏障，使我们能安全地体验自己的内心活动和内在变化。弗洛伊德在1914年对创伤如此定义："……对抗刺激的保护性屏障上出现一个缺口，就会导致不可抗拒的绝望无助。"拿溪流来打个比方，创伤性休克可以被看作一种外力，这种外力破坏盛容我们体验的保护性容器（岸）。这个缺口会导致湍流漩涡。有了这个裂缝，生命能量爆发性外泄，导致创伤涡流。这个漩涡存在于生命河（正常体验）的两岸之外（见图14-1）。心理受创者要么陷在这个创伤涡流中，要么远离缺口（创伤）形成区以彻底避开缺口，这两种做法都很常见。

　　陷在创伤涡流中时我们会重演、重历自己的创伤，因此就为情感泛滥和再次遭受创伤提供了可能性。而如果竭力避开创伤涡流，我们就会限制约束自己，患上病态性恐惧症；我们就无法使自己充分感受到自己的

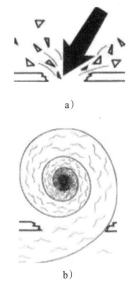

a)

b)

图 14-1　"刺激屏障"上的缺口

内在，或者无法充分感受外在事物；这种分离式漩涡会吸走我们很多生命能量，削弱主流的力量。

然而，值得庆幸的是，大自然对此做出了反应，它立刻创造出了反向涡流——一种疗创涡流——以平衡创伤涡流的力量。这种平衡力量立刻开始沿着创伤涡流相反的方向旋转。这种新的漩涡"存在于"主流体验的"两岸"之间（见图 14-2）。

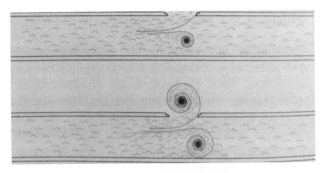

图 14-2   疗创涡流的形成

随着这个治疗心理创伤的涡流的出现，我们的选择范围不再局限于重温创伤或者逃避创伤这两个选项。现在我们有了第三种选择——一种被我称为"重新协商"的选择。在跟创伤进行"重新协商"的过程中，我们开始修复破裂的"河岸"，我们从外围包围创伤涡流、治疗创伤涡流，渐渐地向它们的中心移动。开始的时候我们随着这两股相反力量的波动（不稳定的振动）而动，体验它们之间的动荡。然后我们慢慢地、有节奏地来回移动，在两者之间以八字形移动。我们从疗创涡流开始，这样才能获得与创伤涡流成功地进行协商所必需的支持和资源。我们在这两种涡流之间来回移动，这样才能将被紧紧地束缚在它们中心的能量释放出去——就好像将它们的发条拆掉一般。我们向它们的中心移动，释放它们的能量。涡流被打乱了、分解，然后又重新融入主流之中。这就是"重新协商"（见图 14-3）。

第三种可能性

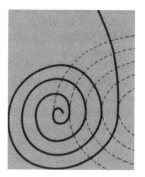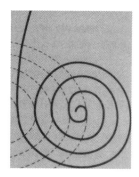

图 14-3 创伤涡流与疗创涡流之间的"重新协商"

玛格丽特

玛格丽特是我的一个客户，她天生对体验感受非常敏感，所以在心理创伤治疗过程开始之后，她的潜意识没有对这个过程设下任何关卡，没有对它进行任何干扰。她人到中年，是一位内科医师；她多年来反复出现诸如颈痛和下腹绞痛等症状。她为此做了大量检查，也接受过治疗但未成功，虽然做过种种努力，却查不出这些症状出现的缘由。

在诊询刚开始的时候，玛格丽特告诉我说，她感到脖子处有种不均匀的紧绷感。我鼓励她体悟那种感受。当她将注意力集中到那种紧绷感上时，她的头微微向左转动了一下（定向反应）。几分钟之后，她的腿开始轻微颤抖（释放）。在释放过程中她感到愉悦，但是却突然被一张男人脸这个意象吓到了。在经历了一系列不舒服的体觉和情感之后，其他影像开始出现：她"记起"被一个男人绑在一棵树上，这个男人扯掉她的衣服，使劲打她，然后将一根棍子塞进了她的身体中。玛格丽特再次经历了一股情感，但是却始终与自己的体觉保持着联系。接下来，她躺在被耙成一堆的叶子上。她感到很兴奋，但同时又很平静。

突然，她清晰地看到了那张男人脸上的细节。那是一张发红而扭曲的脸。汗珠从他额头上滑落下来。然后，几乎连气都没喘，玛格丽特再次转向，描述了地上的秋叶。叶子环绕着她。她说她在叶子间嬉戏，有种很清新的感觉。她心情很愉快。在下一个意象中，她又一次被绑到了树上。她看到那个人裤门襟敞开着，他用刀剖开一只兔子，然后向她尖叫说如果她敢告诉别人就杀了她。她感觉自己"头快要炸了"。接下来，她躺在了奶奶的臂弯里，将发生的事儿告诉了奶奶。玛格丽特跟我说她此时有种深深的欣慰感，说话的同时她流下了眼泪。在接下来的一幕中，她又在树叶堆里翻滚嬉戏。她笑着，来回翻滚身体，胳膊紧紧地抱在胸前。

在这次诊询之后，玛格丽特脖颈处的紧张感消失了。我们后来又做过几次诊询，她成功地消除了腹部的那些症状。最重要的是，她说自己的生活中出现了一种新的症状——开心！

到底发生了什么

在玛格丽特的案例中，独立报告（包括医学证据和警察介入）证实了她讲述的内容的真实性。然而，令人震惊的事实是，在帮助成千上万个客户跟踪了解他们的体验感受之后，我可以毫不犹豫地说，玛格丽特的故事完全属实也好，纯属"捏造"也好，都丝毫不会对她的心理创伤治疗有任何影响。

玛格丽特能从她的创伤症状中走出，是因为她回忆过去，在详细描述中"重历"了她童年时期的经历吗？或者是因为她成年之后的这次"重新经历"使她的机体创造性地将不同时间、不同地点中产生的不相干的事件碎片展示了出来，为心理创伤治疗过程提供了支持？为了将第一种解释说得更准确些，那个男人一定将她解绑了，让她在树叶堆里玩了一会儿，然后又把她绑到了树上——将她绑到树上两次。这当然是有可能的。但是在这种情形下她真的能那么兴高采烈吗？这似乎有点不大可能。更有可能的是她在另一个时间段在树叶间玩耍，然后在回忆中将这种影像带入进来，作为资源帮助壮大她的疗创涡流。

那么男人将兔子开膛破肚、冲着她尖叫之后又将阴茎露在外面，这个意象意味着什么呢？这也是对当时事件的准确描述吗？如果是这样，那么那个男人是从哪儿弄到那只兔子的？当然，这种叙述可能确实是当时真切发生的事情。然而，可能也存在其他解释。

可能那个男人当时告诉她说他会把她像兔子一样切开。或者也可能在别的某个时间她曾看过或甚至在书上见过兔子被剖开的场景，然后被吓坏了。她的体验感受也许拿这个影像来形容她当时的感受。这个意象确实传达出了一个年幼孩子在那样的情形下的恐惧感。

有一件事是确定的，那就是，作为成年人的玛格丽特能够遵循机体的创造性指示去做。她的意识在两种影像之间转换：一种影像唤起了她童年时经历的恐惧（创伤涡流）；另一种影像使她扩大并治愈（疗创涡流）。她紧紧跟随着伴随这些影像而来的体验感受，从而使自己的机体体验到这两种涡流之间的有规律的波动，这两种涡流最后合成了新的现实，同时释放并治愈了她的创伤后压力反应。在体验感受的指引下，玛格丽特得以与自那次可怕的事件发生后固留在她脖颈和腹部长达数十年的恐惧进行了"重新协商"。她的治愈是在精心安排之下，疗创涡流和创伤涡流之间相互转化的结果。

在明了体验感受的作用方式之前，大多数人对疗创涡流以及伴随疗创涡流而来的积极知觉要么是镇压，要么是忽略——他们逃避它们。当令人恐惧的影像在我们眼前挥之不去时，疗创影像有时会让我们惊惶不安。在积极地试图挖出更多"回忆"的过程中，我们压制了神经系统的"扩展"——而神经系统一直在疯狂地寻求这种扩展，于是一头扎进了创伤涡流中。玛格丽特之所以能够治愈自己的创伤，其秘诀在于她没有这样做。

当树叶的影像出现时，她顺应了与这些影像相关的感受，远离了被绑在树上、被恐吓而产生的可怕感受。树叶（与疗创涡流相连）使她在面对个人创伤中最深层东西的同时没有被压垮。因此，她完成了转化，使自己成了一个更完整、更有资源可用的人。

重新协商和往事重演

> 在到达木星的五个月前，伽利略号探测器将与母船分离。必须将这个探测器精确定向，因为船上既没有导航系统，也没有推进装置……由于往木星飞去时速度很快——以这个速度，从洛杉矶到华盛顿只需 90 秒，所以如果角度出现差错，探测器就会偏离木星大气层的外围，冲进太空或者被烧成灰烬（如果直接进入木星的大气层的话）。
>
> ——凯西·索亚（Kathy Sawyer）
> 《国际先驱论坛报》（*International Herald Tribune*），
> 科学栏目，1989 年 10 月 12 日

心理创伤转化并不是机械般的仪式，不是说心理受创者完成这个仪式，然后坐下来洋洋自得地等待结果就可以的。没有这么容易的事儿。转化要求受创者对自己具有基本自我信念。我们必须信任自己的反应和知觉，虽然我们并不能完全理解它们；我们必须敞开心扉，顺应原始的自然法则而动，这些法则会接管我们那似乎失调了的感知，并使其恢复平衡。心理受创者必须放弃个人的各种信念和先入之见，这样才能完成恢复健康之旅。记住，放手这种事不会一蹴而就。

图 14-4 描绘了人遭遇创伤性事件（一个带有环形轨道的过山车）时的情状。在往事重演中，我们进入这个环，而在渐渐头下脚上时，我们会全

身绷紧，紧紧抓住支撑我们身体的物件。我们不知道那种物理离心力会不会保证我们不掉下去、不会摔死或受伤。在回忆的时候我们可能会体验到幸免于难后的惊魂或快乐。还有，直面自己最深的恐惧之后，我们会有如释重负感和刺激感，我们可能会对这些感觉上瘾。然而，我们却领略不了创伤转化带来的真正的掌控感。

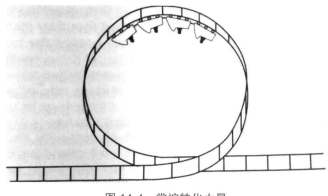

图 14-4 掌控转化力量

在重新协商中，我们渐渐理解了这些法则和力量，这样我们才能学会信任它们，向它们让步。我们可以感受到兴奋，同时却无须感到紧张或恐惧。我们可以获得一种真正的掌控感。

在体感疗愈中，重新协商是围绕着学会领悟机体的自然恢复法则展开的。马吕斯（见第九章）和玛格丽特（见本章）在历经创伤循环圈和疗创涡流的过程中感受自己的知觉。在向自然法则让步的过程中，他们领悟到了其中秘诀。他们学会掌控的那种力量是离心型的——就像我们在疗创涡流和创伤涡流之间游离时产生的那种力量一样。心理受创者穿过震荡波，进入疗创涡流，然后有节奏地在两者之间来回移动，这样，他们能渐渐地确定自己不会被"吸入黑洞""烧成灰烬"，或者被"推进外太空"。在往事重演的时候，马吕斯和玛格丽特也许已经明白自己能够存活下来。然而，他们没有学会应该学会的新反应，正是这些新反应能使他们掌控创伤性事件引发的强大力量。只有我们正确地设好初始条件，并做出相应调整（就像伽利略号探测器一样）时，我们才能信任那些自然法则，并任由它们引导我们进行疗创之旅。

创伤治疗过程中最深刻、从概念上来讲最具挑战性的一面在于明白记忆在其中所起的作用。我们中有许多人都有错误而颇具限制性的看法——为了治疗自身创伤，我们必须唤起过往的可怕记忆。我们明确知道的事情是，我们感到受了伤害、支离破碎、很痛苦、觉得很丢脸、很不开心，等等。为了让自己感觉好受一点，我们寻找自己不快乐的根源，希望找到它们能缓解自己的痛苦。

就算我们能够相当准确地唤起自己对某一事件的"回忆"，它们也并不会治愈我们的创伤。正相反，这种不必要的做法会使我们重历往事，再一次陷入创伤涡流中。这种主动追忆也许会给我们带来更多的痛苦，同时进一步固化我们的僵直状态。当我们不得不再去寻找其他解释性事件（"回忆"）以对这额外的痛苦追根溯源时，这个恶性循环就会逐步加剧。所以，这些记忆究竟重要在哪儿呢？

与创伤相关的记忆有两种。一种有点像摄像机，循序记录事件。这被称为"外显记忆"（有意识的记忆），它存储比如你在昨晚的派对上做了什么等这样的信息。另一种记忆是人类机体组织重大事件的方式——比如，骑自行车的整个流程。这种记忆被称为"内隐记忆"（程序记忆），完全是无意识的。这跟我们无须思考的事情有关，我们的身体只会下意识去做这些事。

从很多方面来看，心理受创者"记忆"中那些貌似具体的影像可能是他们最难放手的，尤其是如果这个人之前曾尝试利用心理疗法——鼓励宣泄，将对创伤性事件的情感再体验当作灵丹妙药走出创伤反应的话。宣泄法将记忆强化成了绝对的事实，在不经意间强化了创伤涡流。对记忆的错误理解是干扰转化过程的错误观念之一。

什么是记忆

> 　　大脑的职责是对过去进行筛选，减小它、简化它，而不是维持它。
>
> 　　　　——亨利·柏格森（Henri Bergson）《创造性的大脑》
>
> 　　　　　　　　　　　　　　　　　（*The Creative Mind*），1911 年

　　柏格森宣称，保存过去不是大脑的职责，这一断言使他领先他的时代数年。有一种观点是，你之所以知道过去发生了什么，是因为你记得它。许多理论家都告诉我们，这是一种谬论，是想为体验中的各种元素找出点意义来的人创造出来的谬论。在《记忆的发明》（*The Invention of Memory*）一书中，伊斯雷尔·罗森菲尔德（Israel Rosenfield）洋洋洒洒地梳理了人类的意识体验，并得出了许多令人震惊的结论；其中尤其让人震惊的是，他认为我们一般人所持的记忆观点是不恰当而且有误导性的。他辩称，"我们依赖的不是固定的影像，而是再创造——想象力——改造过去以适应现在。"因为研究免疫系统而获得诺贝尔奖的杰拉尔德·埃德尔曼（Gerald Edelman）恰当地称这些现象为"记忆中的现在（The Remembered Present）。"阿科特·阿亨森（Akhter Ahsen）在他的《逼真的心理疗法的基本理念》（*Basic Concepts in Eidetic Psychotherapyn*）一书中表明，创造性和静态记忆是截然相对的。

　　记忆不是按时间顺序记录时间，而更像是玩土豆头先生。我们的记忆力根据兴奋度和情绪基调的相似程度挑选颜色、影像、声音、气味、判断和反应，然后将这些带至"前台"进行各种组合，就产生了我们所谓的记忆。在涉及生死时，记忆是一种特殊的认知；它并不是事件留下的准确印记。从这层意义上来讲，记忆是机体创造一个格式塔[⊖]（功能单位）的过程。

　　⊖　gestalt，直译为"格式塔"，意译为完形、完形状态。——译者注

这种格式塔可以是一件切实之事的忠实表现，也可以只是一种演绎，其中包含了来自其他几个不同事件的无关信息。换句话说，就是一块马赛克。这就是为什么不同的目击者往往会对同一件事情做出令人惊讶的不同描述。

大脑和记忆

100 多年来，科学家们一直试图证明，大脑有不同区域，每一区域专门负责不同的官能。大脑中有视觉中心、听觉中心、嗅觉中心、味觉中心、肤觉中心，等等。过去人们普遍接受的一种看法是，大脑中一定有一个专门区域，在这个区域里个体所经历的事情被完整地记录下来，成为记忆。我们来回顾一下支持或质疑这一理论的正确性的几个实验。

怀尔德·彭菲尔德（Wilder Penfield）在癫痫病人身上所做的实验。我们的大脑中有固定记忆痕迹，这种广为人接受的观点中很多内容都来自杰出的加拿大裔神经外科医生怀尔德·彭菲尔德的研究。在他于 20 世纪 30 年代所做的经典实验中（见《大脑的秘密》（*Mysteries of the Mind*）），彭菲尔德利用局部电刺激法对数百个意识清醒、患有癫痫症的成年人的大脑进行了探究。他想知道大脑中是否有些部位（如果没有承担生命机能）可以通过外科手术切除以使患者摆脱癫痫发作。彭菲尔德报告说：

> 突然（病人）他觉察到了之前某个时间段里存在他大脑中的所有事物。那是以前的意识（或记忆）之流在他脑中再次流动……有时候他觉察到了他在那个时刻看到的一切事物……电极拿掉时这意识流就停止了……这种电击回忆完全是随机的……很多时候他回忆起来的事件既不重大也不重要。

彭菲尔德（以及他的追随者）得出结论说，他发现有永久的记忆被铭刻在大脑中的特定区域。直到最近，其他科学家才表示同意这个说法。然而，彭菲尔德自己的笔记中说得很清楚，这些"往事闪现"中大部分更像梦境而不像记忆。那些病人常常说些如"我不停地做梦……我不停地看见一些动物……梦到一些东西。"而且，在彭菲尔德研究的 500 多个病人里，只有 40 个（不到 8%）报告说出现了某种回忆。

卡尔·斯宾塞·拉什利（Karl Spencer Lashley）的老鼠实验。就在彭菲尔德进行外科手术观察的同时，实验心理学家拉什利也独自开始尝试探究大脑中掌管记忆的区域。拉什利做了大量的可怕实验，在这些实验中，他教老鼠穿越迷宫，然后有计划地切掉它们大脑中的某些区域。甚至在脑皮层几乎全部被毁掉之后，老鼠仍能顺利穿过迷宫。让拉什利惊奇的是，在大脑几乎完全不复存在、几乎做不了任何事情的时候，老鼠对迷宫的记忆仍然存在。拉什利花了将近 30 年时间寻找大脑中的记忆区，但始终没能找到。

尽管花费数百万美元，尽管很多聪明的科学家付出了大量努力，但是却没在大脑中发现储存某段完整记忆的专门区域。这一惊人的发现引起了人们对记忆性质的猜想和推测。埃德尔曼、罗森菲尔德、阿亨森以及其他人所做的开创性工作使我们对记忆有了另一种了解。记忆不是准确的记录器，这种观点颠覆了我们的一贯看法。如此一来，那些无休无止地试图将自己身上发生的事情拼凑起来的心理受创者暂时可以消停了。

但是感觉非常真切

如果记忆并不能精确记录所发生的事情，那为什么我们在强烈的亢奋中产生的影像看起来如此真切呢？最近的研究表明，与意象相关的亢奋的强烈程度与意象的真切程度成正比。皮埃尔·葛洛（Pierre Gloor）是加拿大蒙特利尔市的一位外科医生，他与彭菲尔德在同一城市工作，但比后者晚 50 年。他发现，彭菲尔德报告中所说的记忆只有在电极同时刺激大脑中的感觉区和脑边缘区时才会出现。脑边缘区主要负责感受和情感。葛洛和他的同事们得出的结论是："引发某种认知的情感或动机之所以很重要，原因可能在于……这些情感和动机是这种认知被清醒地体验或唤起的先决条件；这也许意味着所有被清醒感知的事件都必须带有某种情感因素，哪怕这情感因素很细微。"换句话说，他们的结论是，情绪感觉对于记忆体验来讲是必需的。

在另一项研究中，威廉·格雷（William Gray）发现，少年犯（他曾试图教授他们新的行为）只会在认知中沾染有情绪基调时才会真正做出改变。否则的话，他们会"忘了"自己所学的东西。其他研究者进一步发展了葛洛和格雷的发现，他们的结论实质上差不多。与之相关联的情感或感受是体验中的元素被记住的先决条件。但是如果出现极度亢奋，情况又会如何呢？

危及生命的事件会激发亢奋。相应地，神经系统会进入生存模式，机体必须瞬间做出决定。为了完成这个任务，它会权衡面对的局面中的各种元素，并且进入研究模式。它会拿现在与过去做比较，找到可能会有助于解决目前困境的反应。被记录下来的记忆在这个时候于我们毫无用处，因为我们没有时间去查看这些记忆。我们需要立即了解全局。

我们根据这些记忆的亢奋等级、活跃程度、情感和反应等级将其组织起来。我们的体验格式塔被按照它们引发的活跃等级进行了分类。打个比方，就好比一个多层的图书馆，每层里都是满架的书。比较低的楼层里装的是（亢奋）活跃度比较低的书，而高楼层里是活跃度比较高的书。如果我们将书看作盛容与之活跃等级相同或同属一类的意象和反应（与局势相关的）的容器，那么每一层里都有可能的、合适的资源和反应可供我们挑选。每当我们需要某个反应时，我们并不找遍整个图书馆，我们只需在活跃度合适的那一层去找就行了。

比如，要对危及生命的事件做出完美的适应性反应，神经系统会在活跃度和背景合适的"楼层"中搜索相关的重大影像和可能的反应。然后挑选出一个来，采取相应行动。它搜索、挑选，然后行动。这种威胁—亢奋模式中必须包含某种积极反应，否则人就会进入僵直状态，反应过程就无法完成。

对生死威胁做出的不适当的反应永远都无法自动完成，类似的一个例子是，当神经系统不断地搜索合适反应而未能成功。如果神经系统未能找到这一关键信息，那么愤怒、恐惧以及绝望等情感都会逐步升级。这种情绪升级会引发更进一步的活跃，迫使神经系统去搜索有效影像。由于神经系统找到的影像与创伤情感相连，所以这些影像本身也许会使神经系统更活跃，而又提供不了合适的反应来完成这个过程。反过来，进一步升级的亢奋会促使神经系统更疯狂地寻找任何有效影像。结果是形成了一个不断持续、不断上升的螺旋，在这上升式螺旋中，我们寻找存储在我们"书架"上的影像。随着我们的情感不断升级，我们越来越急切地想找到适合眼前处境的反应，并开始饥不择食地随便选择影像或"记忆"。所有被选中的影像都与高度亢奋、情绪相似的状态相关，但是并不一定对我们眼前的生存有用。它们都是"创伤涡流"的助推器。

任何伴随某种影像出现的情感活跃都会激活我们对某种体验的记忆。一个人如果在急切之下不顾内容的不同，选择了与某个相似情绪基调相连的影像时，某个"记忆"就产生了。这个记忆常常被接受为确切发生的事实。因为有高层级的情感附着于这个体验上，所以心理受创者会将其当成事实。如果受创者在治疗诊询时出现这种高情感层级的话，怎么办？治疗师提出的任何建议或引导性问题都几乎一定会成为这种不断升级、收窄的经历变体中的一部分。受创者会开始将这个变体看作绝对的事实，并会固执地抓住其中的情感事实不放。因此，我们需要理解记忆，既要从相对的角度、也要从绝对的角度去理解它们。

如果我们不那么痴迷于寻找真正的事实，我们就能体验到创伤涡流和疗创涡流之间有节奏的转换给我们带来的完满而充满悲悯的愈合。如果我们容许自己接受不一定绝对真实的"记忆"，就像玛格丽特、马吕斯以及其他许多人那样，我们就等于发出了准许自己被治愈的许可。虽然我们并不拥有真正的、受情感束缚的、坚信不疑的"事实"，然而我们却能心怀悲悯地看到自己的活力、力量和智慧。通常情况下，我们会隐约明白过去可能发生了什么。对自己的"记忆"保留一定看法，不强迫自己将其作为真切的事实接受，这才是聪明做法。我们可以接受这种来自过去的模糊事实，将其看作过往经历的融合。

记住，大多数记忆都并不是对切实发生过的时间的连贯而持续的记录。它只是一个过程，将我们体验中的各个元素集中到一起、融合成一个连贯而有序的整体。此外，我们常常将受创体验中的各个元素拆分成碎片，以便弱化其中的情感和感觉。因此，某个被我们记住的创伤性事件中，只有一些碎片才有可能是完全准确的。一般而言，对某个创伤性经历的完整"记忆"更有可能是各种经历的不同元素汇编在一起的结果。这些被放到这个"熔炉"中的元素可能来自我们曾经有过的真实经历，也可能来自我们在读书看报、听故事、做梦、看电影、与朋友（或治疗专家）交谈等时的经历。简而言之，与我们大脑中存储的任何情感基调或感受基调相似的知觉或信息都可能被召唤过来形成"记忆"。就机体而言，所有这些体验元素都同等重要，如果它们携带的亢奋类型和情感影响相似的话。

体验感受努力想要传达的是"这就是我的感受"。然而，因为亢奋状态激发了强烈的搜索反应，所以体验到这种亢奋的人容易将任何类似信息都解读（正确或不正确地）为"活跃"的原因——换句话说，当作对事件的真实记忆。因为伴随心理创伤而来的情感都非常强烈，所以所谓的记忆有时会显得比事实本身更真实。此外，如果有来自群组成员或治疗师、图书或其他大众媒体的压力的话，经历情感痛苦的个体会寻找自己的压力来源，会容易接受这类被创造出来的记忆。所谓的虚假记忆就是这样产生的。

不幸的是，许多治疗专家都用强烈的情感释放法治疗心理创伤（或其他）症状。正是这种情感推挤会使人进入高度亢奋的活跃状态。一旦出现这种情况，我们就会把这强大的拼凑出来的体验表象看作"真实"的记忆。记忆究竟客观准确与否并不重要。首要的是相关的活跃度究竟是强化了还是被化解了。被锁在神经系统中的未被化解的活跃必须得释放出来。这种转化与记忆没有任何关系。它与完成我们的生存本能过程相关。

记忆并不是对现实的连续记录，这是有些人很难接受的观点。这是一种令人不安的观点。我们关于自己曾去过哪里、曾做过什么的记忆与我们意识或潜意识中的个人身份认知密切相关。许多人把记忆看作个人的宝贵财富，即便他们并没清醒地将其看作个人认知的基础。

当我们把记忆看作信息、影像和反应的混合体时，自由之门就对我们打开了。对事件进行精确记录的固定记忆常常会束缚我们。某种意义上，如果我们强烈地执着于具体有形的记忆，我们就会深受局限，并在限制之下做记忆中常做的事情。之所以陷入这个困境，是因为未被解决的心理创伤会迫使我们重复我们之前做过的事情。我们会很难设想新的创造性存在的可能。心理创伤转化的关键在于缓缓地向灵活和自然状态前进。

心理受创之后，我们处理信息的方式会发生混乱。机体会变得紊乱散漫，失去其流动性和正常的对信息进行归类的能力。我们必须重建机体正常的自我组织机能。如果我们有格外看重记忆的倾向（哪怕这些记忆基本上来讲是准确的），那么重要的是要明白，这种倾向会损害我们的能力，使我们不能从创伤反应中走出。转化要求我们改变。其中一样必须要改变的就是我们与自己的"记忆"之间的关系。

但是我很为自己是个幸存者感到自豪

过去中蕴含着未来。

——西部乡村歌谣

心理受创者寻找受虐记忆，以便为自己的受害和绝望情结寻找依据。我们还需要为自己历经创伤后幸存下来而感到自豪。能够回想起某个可怕情境，并且知道自己已经从中逃过一劫，这是重建自尊的重要元素。不过，这个元素虽然重要，但跟伴随着真正的治愈和转化而来的创伤解决感、掌控感和强大感相比，就相形见绌了。"幸存者的自豪感"给人的暗示是，健康的机能正在努力展示自己的力量。知道自己已经劫后余生，这会让人感觉良好，因为它能使受抑制的（受创的）自我获得力量、得到扩展。它暗示着圆满，是我们开始疗创之旅的良好开端。

不再认为记忆切实而准确地展现了过去的事件，这并不意味着放弃扩展体验、放弃伴随劫后余生而来的对生命的肯定。我的一个客户在应对童年时期遭受唐人街帮派成员虐待带来的心理创伤时如此说道："我不必再用记忆为自己的经历辩护。"

愉悦感和扩张感就是机体进入疗创涡流的明证。要想让疗创涡流支持创伤转化过程，其关键在于要能摒弃自己的先入之见——即关于应该如何"记住"事件的看法。换句话说，你得允许体验感受自由地交流沟通，而不是审查它的交流内容。虽然看起来有点矛盾，但这并没有否认承认"真正发生了什么"中存在的解放性意义。我们可以在疗创涡流和创伤涡流之间自由移动的过程中体验到其中真理。我们容易接受生活中事件的情感影响，我们同时还有从噩梦中醒来的能力。我们从这个梦中醒来，带着惊奇和愉悦感。

感受的勇气

如果你想要知道一个事件是否"真的"发生过，我唯一能做的就是祝你好运，将上述你已经知道的内容再给你讲一遍。你也许已经开始了那项不可能完成的任务。我认为，无论是这本书还是其他任何东西都不能帮助你了解你要寻找的真相。但是，如果你首要的目标是治愈自己的创伤的话，那么以下内容可能会对你有很大帮助。

如果治愈创伤就是你的目标，那么你的第一步应该是接受这种可能性：真正的事实并不是你最重要的考虑内容。确信某事真的发生过，担心某事可能发生过，暗中寻找某事发生过的证据，所有这一切都会阻碍你，使你听不到体验感受想要告诉你，它需要什么来治疗心理创伤。

全身心地投入创伤治疗，这样做你会渐渐了解更多隐藏在你的反应背后的事实。尽管创伤使一切四分五裂，但是机体内部确实还保留着联系，这些联系与导致机体衰弱的事件有关。体验感受也许会将这些事件展露给你看，也许不会。要不断提醒自己，这都没关系。因为如果治愈自己的创伤才是你的目标，那么知不知道事实都无关紧要。

愿望和创伤治疗

心理创伤的治疗过程是从我们内心开始的。早在石膏夹打到我们的断骨上之前，我们的骨头就已经开始自我接合了。正如有物理规律影响我们身体创伤的治疗过程一样，我们的心理创伤治疗中也有一定的规律在起作用。我们都已经见过，我们的智慧可以凌驾于机体的一些强大的本能力量。

有时候，心理受创者固执地认为自己病了，并可能会对自己的症状产生依恋。有无数个理由（从生理学角度、心理学角度）可以解释为什么会产生这种依恋。我认为我们没有必要对这个话题深究细节。重要的是要记住，我们相对于这些症状的独立度有多高，我们的创伤就能愈合到什么程度。好像是这些症状借助我们赋予它们的力量变成了一个个的独立实体。我们需要在释放锁在我们神经系统中的能量的同时，从自己的精神中将这些症状也释放出来。

借助朋友的帮助

> 　　一旦我们征服了心灵中的某种苦难，它就永远不会再困扰我们了。

　　我必须承认，我所看到的心理创伤治疗奇迹产生出了更高形式的智慧和秩序，这些智慧和秩序是很难被否认的。也许更好的一种说法是，世间存在着一种天然的智慧，其法则规范着宇宙间的秩序。这种智慧的影响力远胜过任何个人历史。机体在这些法则的指挥下以历经想象得出来的最可怕的经历去追寻自己的路。如果宇宙间没有神、没有智慧、没有老虎的话，这种事怎么可能发生？

　　努力应对过创伤反应的人经常告诉我说，在创伤治愈之后他们的生活既有肉欲的一面，也有精神性的一面。他们更自然随性，而且不再那么吝于展示自己的健康、表达自己的快乐。他们更乐于认同自己身上的动物性体验。与此同时，他们觉得自己更具备人的品性。创伤被转化之后，创伤愈合带来的一个好处是我们如孩子般对生命有了敬畏。

　　当我们被心理创伤压垮时（然后被束缚），我们屈服在自然法则的威力之下。在失去天真的同时，我们可以收获智慧，在获得智慧的过程中，我们收获了一种新的天真。受本能驱动的机体并没有坐在评判席上，它只顺性而为。我们唯一需要做的就是不阻碍它而已。

　　在创伤涡流和疗创涡流之间进出，从而与心理创伤进行"重新协商"，在这个过程中，我们得到了普遍存在的极性法则的帮助。这一法则是可供我们利用的一个工具，它帮助我们转化我们的心理创伤。在转化过程中，我们还能直接体验到生命的有节奏的律动。通过利用这些普遍法则，我们开始辨认出构成我们的现实的循环形态。最终，这会使我们对生与死的关系有更高层次的理解。

尽管我们之间存在很多差异，但我们都大体相似。除了相似性和欲望之外，我们还共有一个本我核心——必不可少的人性，这种人性，和平是它的本质，思想是它的表现，无条件的爱是它的行为。如果我们认同这个内核，尊重它在我们身上的存在，同时也尊重它在他人身上的存在，我们就在生活的任何一方面得到了治愈。

——琼恩·波利森科（Joan Borysenko）《关照身体，修复心灵》

（*Minding the Body, Mending the Mind*）

第十五章

最关键的时刻：转化社会性创伤

　　技术和人口的快速增长将我们带入了一个这样的世界，在这个世界中时间和距离很难把我们分开。与此同时，我们自身和我们的星球都面临着严重威胁。我们生活在战争、恐怖主义、被"超级武器"灭绝的恐惧、贫富差距越来越大以及环境破坏中。在年复一年累积的压力、心理创伤、敌意和经济压迫引发的怒火的驱使下，市中心贫民区的居民肆意地摧毁财产和生命。富人们互相吞并对方的公司，上演着原始的、习惯性的大鱼吃小鱼的戏码。再想到即将成长起来的伴着毒品长大的一代人可能会出现的可怕的暴力，前景就越发严峻起来。

　　随着全球人口的增长，随着我们社区彼此之间的联系越来越紧密，我们越来越有必要学会和谐共存、共同合作。我们面临着一些问题，如果我们不共同努力来有效地解决这些问题的话，我们就会被它们摧毁。然而，个体和团体似乎是下定决心要摧毁彼此，而不是协商解决经济、种族以及地理问题。人们常常把战争出现的原因归结在这些问题上，问题是这些问题真的是症结所在吗？我们种族的存活和我们这个星球的存活存在于我们回答这个问题的能力中。

战争的存在有很深的根源。任何真正诚实的人都会承认，我们每个人都既有暴力能力也有爱的能力。这两者都是人类体验中很基本的层面。关于战争的根源，也许更为重要的缘由在于人类都很容易遭受创伤。我们不应忘记，正是在从战场上回来的退伍老兵表现出的骇人症状中，我们对创伤的影响有了初步认识。正如我们在前一章中探讨的那样，如果我们意识不到创伤对我们造成的影响，它就会驱使我们不断重演往事。

如果整个社会的人都在驱使下通过战争这种形式进行大规模的往事重演的话，情况会如何？在这样大规模的盲目的强迫症面前，"新的世界秩序"只会演变成一场无意义的争论。如果不先大规模地治愈以前的恐怖主义、暴力和恐惧带来的创伤，征战双方之间就不可能实现长久的和平。促使往事重演的力量是否驱使有对别人发动战争前科的社会进入一个接一个的对抗？你可以自己思考一下证据，自己下结论。

动物间的攻击方式

大多数动物在猎食或交配期间都会表现出攻击行为。多亏了《国家地理》（*National Geographic*）和其他关于野生动物的节目，这些行为得以为我们所知。动物们杀死并吃掉其他物种的动物，这对于它们就是家常便饭。而涉及它们同一物种的成员时，大自然似乎画下了一条界线，动物们很少会越界。虽然也偶有例外，但一般而言，同一物种中的成员之间很少互相厮杀，甚至很少彼此重伤。尽管出于进化的需要，动物们会互相攻击，但是大多数野生动物都对同类相残颇有禁忌。

在同一物种之内，已经演化出了仪式化的行为，阻止致命伤害。同一物种中的动物表现出这种行为：一是表明自己会停止攻击行为；二是为了向对方发出信号，对抗已经结束。比如，当雄鹿产生对抗时，它们会利用鹿角"撞头"。冲突的目的不是为了杀死对方，而是为了确立统治地位。接下来的争斗很明显更像是一场摔跤比赛，而不是一场生死决斗。当其中一种鹿确立了自己的优势地位时，另一只会离开这一区域，争端就此解决。另一方面，如果这只鹿遭到另一物种的成员的攻击，比如美洲狮，那么它会用自己的鹿角刺撞它。

同样地，当物种内的成员互相打斗时，大多数狗和狼只会将对方咬伤，而不会咬死。在其他物种里，展示颜色、漂亮的羽衣、舞蹈或者威胁性的行为决定着哪一方会成为胜利者。甚至一些已经进化出特别致命的自卫武器的动物一般都不会利用这种武器对付自己的同类。水虎鱼[⊖]彼此打斗的时候会用尾巴猛击对方。响尾蛇会彼此撞头，直至一方倒下为止。

仪式化的行为往往还标志着同种之间的攻击性冲突的结束。两只动物之间的冲突常常会以某种形式的顺从姿态宣告结束（比如，弱势一方四脚朝天，将自己的腹部露给胜利一方，使自己完全处于弱势地位）。在同种之内，这些举动，跟各种仪式化的战斗一样，受到种内成员的广泛认可和尊重。再考虑到这个事实，即同种内的成员对食物、居所以及交配有同样的需求，这一点就尤为难能可贵。不过，这种做法中也有明显的进化优势。在帮助确立有序的社会和繁殖秩序的同时，这些行为不但能提高种群的终极生存，而且能提高种群的整体健康状况。

人类之间的争斗

在打猎采集时代，人类之间的争斗很明显也局限于类似有约束性的、

⊖ 又名食人鲳，以凶猛著名，下颚发达，捕食其他鱼类甚至落入水中的哺乳动物。——译者注

在动物中非常有效的行为。很明显，对现代"文明人"而言，情况就不是这样了。作为人类，我们认识到了这种进化禁忌：不可像杀死动物那样杀害自己的同类。一般来说，我们的法律法规，会对杀害自己同类的人进行某种形式的惩罚，但是这些法律并不适用于战场上的杀戮。

在更进一步地从人类战争角度对人类进行探究之后，我们并没有发现人类普遍以杀死或者重伤同类为目标。至少在一部分族群中，我们有证据表明他们对大规模的暴力行为持谨慎态度。有些民族采用的是仪式化行为，这些行为非常类似于动物处理争斗时的行为。在因纽特文化中，部落或相邻社区之间的争斗事件闻所未闻。而在这些社区内部，对立双方之间的冲突也许会通过摔跤、打耳光或撞头等方式解决。因纽特人据说还通过斗歌解决冲突，在斗歌中，双方各自编出应景的歌曲唱给众人听，由观众来决定哪一方获胜。有些"原始"部落一旦出现人员伤亡就会终止战斗。

以上都是人类仪式化行为中的几个范例，这些仪式化的行为其目的在于将同类相残保持为禁忌。从生物学角度来看，我们发现，一种动物更容易凭借智力从同类中胜出，而不是凭借牙齿、毒液、利爪或力量。可是，难道智力就是专门被用来为折磨、强暴、死亡和暴力服务的吗？如果你经常听新闻的话，你也许会这样想。

人类为什么要互相杀戮、残害、折磨

即便在为了最基本的资源食物和领地而进行争斗时，动物们一般也不会杀死自己的同类。为什么人类要这样做呢？在人类人口数量不断增长的同时，究竟发生了什么致使大规模的杀戮和暴力不断增多呢？虽然有很多关于战争的理论，但是似乎有一个根本缘由尚未被广泛承认。

心理创伤是现代战争的最重要的根源之一。战争的持续存在、不断升级和暴力部分地可以归因于创伤后应激障碍。我们之间的过往冲突在我们心里留下了恐惧、隔膜、偏见和敌意。这种"遗产"是心理创伤给我们留下来的，它跟个体感受到的创伤没有根本区别，只除了规模大小不同。

创伤性往事重演是创伤带来的后遗症中最强烈最持久的反应之一。一旦心理受创，几乎可以肯定的是我们会继续以某种形式重复或重演过往经历。我们会一次又一次地被拖入能使人联想起初始致创事件的情形。一旦人们在战争中心理受创，将会出现令人震惊的后果。

我们来回顾一下迄今了解到的创伤知识。人们在心理受创之后，内在系统会保持亢奋。我们会变得过度警觉，却不能锁定这种无处不在的威胁感的来源。这种状况会导致我们的恐惧感和反应活性不断升高，放大确定威胁来源的需求。结果是：我们可能会重演往事，给自己寻找敌人。

现在想象一下，假如某个国家的所有人都有类似的心理受创史，会出现什么情况？现在再想象一下，假如处于同一地理区域但也许语言、肤色、宗教信仰或民族传统不同的两个国家的人都有心理受创史，又会怎样？结果是显而易见的。令人不安的亢奋和持续不断的危险感终于有了"解释"。威胁已经被锁定：正是他们。他们是我们的敌人。杀戮、残害和毁灭的冲动越来越强烈——这两个"邻居"似乎被迫进行相互屠杀。他们毁掉对方的家园、希望和梦想。他们这样做其实也毁掉了自己的未来。

虽然战争很复杂，几乎不能归结于某个单一缘由，但是两个地域相邻的国家确实有向对方发动战争的令人不安的倾向。这种模式在有文字可考的历史上已经反复上演了无数遍。心理创伤极有可能以暴力的形式重现。中东国家的战争重现甚至可以追溯到圣经时代。在有些地方，虽然没有反复出现这样惨烈的全球各地到处可见的战争，可是却有其他形式的暴力在肆虐横行。谋杀、贫穷、无家可归、虐待儿童、种族和宗教仇恨以及迫害等都与战争有关。战争带来的创伤性后果避无可避，它深入社会的各个角落。

创伤循环、慈悲循环

　　健康的婴儿生来具备大量复杂的行为、感受和感知。这些元素是专门为了帮助他们探索、建立联系以及最终生成健康的社会行为而设的。如果婴儿生来就带着压力和创伤，那么这些升华生命的行为就会受到干扰。这些孩子将不再探索和与他人建立纽带，而是会被抑制，会表现出害怕和畏缩行为。成为儿童和成人之后，他们会相对不那么合群，而更有暴力倾向。健康的探索和纽带似乎是减少暴力和战乱的解药。

转化文化性创伤

　　正如个体的创伤后遗症有时可以得到转化一样，战争对整个社会带来的创伤后遗症也是可以消解的。人们可以而且必须携手并肩，要积极分享，而不是热衷于打斗；要积极转化创伤，而不是制造创伤。我们应从小孩开始努力。我们可以提供桥梁，使自身都能体验到与我们之前仇恨的人之间的亲密和纽带。

　　几年前，詹姆斯·普雷斯科特博士（Dr.James Prescott）[后来与美国国家心理卫生研究所（the National Institute of Mental Health）一起]就育儿习俗对原住民社会中的暴力行为的影响进行了重要的人类学研究。他报告说，在养育中有亲密肢体接触并采用了有节律的刺激性动作的社会，暴力发生率较低。那些与自己的孩子肢体接触较少或者有惩罚性肢体接触的社会，则表现出了明显的暴力倾向，其表现形式有战争、强暴和折磨。

　　普雷斯科特博士（以及其他人）的研究指向了我们本能地知道的东西：出生前后以及婴儿时期是一个关键时期。孩子在很小的时候就会吸收内化他们的父母彼此交往、与世界打交道时的方式。如果父亲曾在精神上受过创伤，那么他们就很难教会自己的孩子拥有基本的信任感。没有了这种信任感为资源，孩子们会更容易遭受创伤。要想打破创伤的这种循环圈，其中一个解决办法是，在孩子完全吸收内化父母对自己以及他人的不信任感之前，让婴儿和他们的母亲参加某项能激发他们信任感的活动。

在挪威，一些激动人心的工作正在这一领域展开。我的同事埃尔德乔格·怀迪和我正在运用我们对婴幼儿这一关键时期所掌握的知识。这种方法能使整组的人同时开始转化以前的遭遇给他们留下的痛苦。实施这种方法需要一个房间、一些简单的乐器，以及能承受起一个婴儿体重的毯子。

整个过程如下：一个由来自对立派别（宗教、种族、政治等）的母亲和婴儿组成的团体被带到某个家里或某个社区中心。相遇活动开始时，由这些妈妈和婴儿轮流互相教各自那个文化派别中的民歌。这些妈妈们怀里抱着自己的孩子，边摇边跳，同时对自己的孩子唱这些歌。一个服务者利用简单的乐器为他们伴奏。那些动作、节拍以及歌声强化了神经模式，这些神经模式使人们彼此渐渐放下戒心，使人们有了接受能力。结果是，数代人之间的争斗引发的敌意渐渐开始缓和。

最初，身边发生的事情让孩子们困惑不已，但是很快地他们越来越感兴趣，并渐渐参与了进去。他们对服务者递给他们的摇铃、鼓和手鼓发出的声音非常感兴趣。通常情况下，在没有节拍刺激的情况下，这个年龄段的孩子只会试图将这些东西往嘴里塞。然而在这里，这些孩子会高兴地加入进来，按着节拍晃动这些乐器。他们会高兴地喊叫或呀呀说话。

因为婴儿从一出生起就是高度发达的机体，所以他们发出的信号唤起了妈妈们内心深处的宁静、响应能力和反应能力。在这种健康的关系中，这些母亲以及她们的婴儿互相对对方做出令人愉悦的生理反应，在这个过程中他们相互依存，而这反过来激起了他们的安全感和愉悦感。创伤损伤的循环圈正是从这里开始发生转化的。

随后，母亲们把她们的孩子放在地上，任由他们去探索，转化就在这个过程中继续。就像发光的磁铁一样，这些孩子们快乐地向对方爬过去，克服了羞涩带来的障碍，而与此同时，母亲们在他们的周围围成一圈，为他们的探索提供帮助。这种小小的冒险带来的相互联系真的很难描绘或想象——你得亲眼看见才能明白。

大的小组然后被分成小组，每一组里包含一个来自另一种文化的母亲和婴儿。两位母亲把孩子放在毯子里轻轻地摇。这些孩子们不只是开心，而是狂喜。他们使这个屋子充满了爱，这爱如此富有感染力，以至于很快母亲们（以及父亲们，符合他们的文化的话）开始互相冲对方微笑，感受着与之前还害怕且不信任的另一个社区的成员之间建立起来的深厚的纽带。妈妈们带着全新的心境和态度离开，热切盼着与他人分享这种感觉。这个过程几乎会自我复制。

这种社区康复疗法的美妙之处在于，它简单却有效。一个外来服务者引导着第一个团组开始整个过程。然后，其中一些参与了这个过程的母亲可以经培训成为另一些团组的服务者。服务者需要具备的特点是，要对时间以及人际关系非常敏感。根据我们的经验，对有些个体来说，这些技能很容易通过亲身参与和讲解学会。在培训完之后，这些母亲就成了她们所在社区的和平大使。

"给我一个支点，"阿基米德大声说，"我将撬起整个地球。"在这个充满冲突、毁灭和创伤的世界里，我们发现，撬起地球的支点就在母亲和孩子亲密的肢体接触、有节奏的晃动中。上文描述的那些经历能将人类团结在一起，这样我们才能再次和谐共存。我们所有人都必须乐于承担起治愈个人心理创伤的责任。如果我们继续彼此发动战争，那么我们大多数人所渴望的治愈就充其量是个梦而已。

地缘相邻的国家能够打破数代以来一直劫持着他们的毁灭、暴力及创伤循环圈。人类有能力获得平静的活力。哪怕我们深陷在创伤性自卫的网里，我们也可以利用这种能力逐渐使我们的社区变得更安全，为了我们自己，为了我们的孩子。在建立了安全的社区之后，我们就可以开始心理创伤治疗过程，治愈我们自身的创伤，治愈这个世界的创伤。

结语还是墓志铭

一位美国村民哀叹，"我和我的邻居将老死不相往来。"在美国内陆城市，压力上升到了会产生破坏性混乱的边缘。在北爱尔兰自治区，一墙之隔、宗教信仰不同的人们看着自己的孩子互相斗争而不是一起玩耍。

心理没有遭受过创伤的人喜欢与他人和谐相处，如果可能的话。但心理创伤却会使我们相信，我们无法战胜对彼此的敌意，误解会使我们一直保持距离。前面描述的结合体验只是可以被用来解决这个非常严重的困境的许多理念和做法中的一种而已。如果有时间和金钱支持的话，我们可以开发出其他方法，将怀孕的女性、大一点的儿童以及父亲们带入这个和平共存的圈子中。

这些方法并非灵丹妙药，但是一个开端。它们给无法单靠政治方案解决的地方带来希望。伊拉克的大屠杀、南斯拉夫的各种冲突以及底特律、洛杉矶和其他城市的暴动——所有这些冲突都会给我们这个世界性社区带来心理创伤。它们活灵活现地展现了我们作为一个整体社会，如果任由创伤循环圈循环下去的话，需要付出的代价。我们必须积极地寻找有效的解决之道。我们整个物种的存活也许都押在这上面。

大自然绝非傻瓜

心理创伤不容忽视。它自古以来就是我们身上固有的一部分。我们——我们个人以及我们这个群体——唯一能避免重演创伤性往事的方式就是，通过"重新协商"转化掉它们。无论我们是选择通过群体体验，即萨满僧人的做法，还是个体单独的方式来转化这些创伤遗产，总之我们必须得行动。

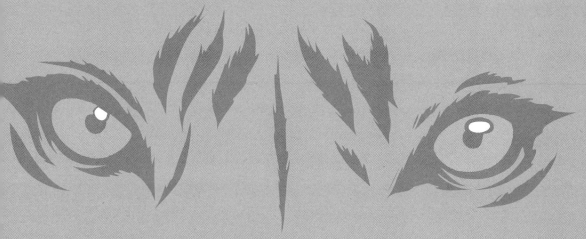

Waking
the
Tiger

{ 第四部分 }
PART 4

急　救

{ 第 十 六 章 }
CHAPTER 16

在事故之后实施情感急救

本章提供了成年人实施急救的详细步骤。以下是一个基本的例子，包含了事故发生时可能会遇到的事情以及如何帮助避免长期的创伤进一步发展。无论何时，做出你自己的最佳判断，对你正在应对的情况做出细致的评估。下面给出的不过是一些大体的指导方针而已。

第一阶段：即时行动（在事故现场）

- 如果需要救生医疗程序，那救生医疗程序肯定优先进行。
- 使伤者保持温暖，让他躺下，不要动他——除非如果留在原地不动的话会有进一步的危险。
- 不要让他们跳起来——他们可能会试图这么做。觉得必须得做点什么，觉得必须得以某种方式采取行动，这种感觉有时会使人忽略了静止不动及释放能量的必要性。受害者也许会试图否认事故的严重性，也许会表现得好像自己没事儿一样。

- 跟伤者待在一起。
- 向他们保证你会一直留在他们身边，向他们保证正有人赶过来帮助他们（如果情况似乎是这样的话）。他们受伤了，但是他们会没事儿的（很明显，此处你需要运用自己的判断力——如果他们受伤很严重的话，你也许就不会想跟他们说这样的话了）。
- 使他们保持温暖，比如，给他们盖上一条重量轻一些的毯子。
- 如果事故不是很严重，可以鼓励受伤者体验他们的体觉，这些体觉可能包括一阵兴奋、麻木、战栗、感觉热或冷等。
- 一直待在现场，这样可以帮助完成上述事务。
- 让他们知道战栗不但没关系，而且是好事，可以帮助他们释放掉所受的震惊。他们在发抖之后会有一种如释重负感，而且也许会感到自己的手和脚发热。他们应该会呼吸更充沛、更轻松。
- 这第一阶段完全可以花掉 15 ～ 20 分钟。
- 如果救援确实到达了的话，如果可能的话请继续与伤者待在一起。
- 如果必要的话，请别人帮助你处理这件事。

第二阶段：在受害者被送回家或送到医院之后

- 继续使他们保持安静，让他们静静休息，直到他们从强烈的冲击反应中走出来为止。
- 通常，伤者应该请假一到两天，稍做休整。这一点很重要，哪怕他们自己觉得这点伤不需要请假待在家里（这种抗拒有时候是一种常见的否认机制，是抵御绝望无助的一种方式）。常见的伤势，比如颈部扭伤，如果最初的康复阶段被忽略的话，会加重，会需要更长的时间来康复。休息一到两天比较保险些。

- 在第二阶段，事故幸存者很可能会开始出现一些情感，任由自己感受这些情感，不置评判。这些情感可能包括愤怒、恐惧、痛苦、内疚、焦虑。

- 受伤者也许会继续有一些体觉，比如颤抖、打冷战，等等。这都没事。

第三阶段：开始评估创伤，与创伤进行"重新协商"

这个阶段常常与第二阶段吻合。它对我们评估储存在创伤中的能量而言是非常必要的，有了它，储存起来的能量才能被完全释放出去。

阿科特·阿亨森（Akhter Ahsen）研究过一个人在创伤前、期间以及之后所发生的细节。这一点很重要：要让人们回忆起外围影像、他们体验到的感受和知觉，而不只是那些与事件直接相关的意象、感受和知觉。

- 在所有这几个阶段中，要意识到，人们在讨论自己的经历时，可能会变得非常激动或焦虑。他们的呼吸也许会发生变化，变得非常急促。他们的心率也许会增加，或者他们可能会出一身汗。如果发生这种事，请停止谈论他们的经历，将注意力集中到他们整个感受的体觉上，比如"我脖子疼"或者"我胃里难受"。

- 如果你不确定，可以问问他们什么感受。

- 当他们显得镇定和放松些的时候，请他们更详细地谈一谈他们的感受和知觉。他们也许会注意到一些轻微的发抖和战栗。向他们保证，这些都是正常现象。要向他们指出，激活反应在减弱，而你正在叫停这些能量，将其释放出去。这个过程被称为滴定（一次迈一小步）。

下面是这个过程的每一步中可能会被体验到的事物以及每一步的推进顺序。

⊙ 事件发生之前

- 行动——我离开屋子进了车里。
- 知觉——我能感觉到我的胳膊转动方向盘，我的头扭过去往后看。
- 感受——我感到有点不安。
- 影像——我在高速公路上开车，我注意到有一个出口。
- 想法——我原本能从那儿下高速的，但没有（鼓励受伤者转弯，或者从那个出口出去。这会帮助他们重新组织经历，并释放创伤，纵然他们其实并没有转弯）。
- 为身体释放能量留出时间。

⊙ 事件发生之后

现在，转向事件发生之后的相关细节。

- 影像或回忆——我在急救室里。医生在谈论我，说："这个人的情况真是糟透了——不是另一个。"
- 感受——我感到很内疚。
- 想法——如果当时注意的话，原本可以避免这次事故的。
- 如果受伤者比较激动，就转回到眼前来，将注意力集中到体觉上，直到能量被释放出去为止。在这之后，你可以温和地引导他们回到所发生的细节上去。正如我在前面提到过的那样，在颤抖和释放发生过后，这个人会有如释重负感，会感到四肢发热，呼吸会更有力。

⊙ 事件发生前那一瞬

在成功地回顾了事故发生前后的细节之后，转到第一次意识到危险即将来临那一瞬间的感受、感觉以及影像上去。也许是这样的：

- 影像——我记得看到一个黄色的挡泥板出现在我的车的左侧，挨得非常近，我还能看到那里有一个停车标志，但是那辆车并没有停。
- 感受——那个司机竟然没有注意到停车牌，我很生气。
- 知觉——在抓着方向盘时我感到后背发紧。
- 想法——好像突然觉得，"噢！天哪，要撞上了……我要死了！"

释放发生的时候，你也许会注意到，与事件相关的影像发生了变化。

第四阶段：体验撞击那一刻

人们在回顾撞击那一刻的时候，也许会听到玻璃破碎的声音、金属碰撞声或者看到自己的身体被扭曲或被甩出去，通过体验感受探究现场的所有一切。出现反应的时候，身体也许会自发做出动作（常常是轻微地）。留出 15 ～ 20 分钟时间等动作结束，将注意力集中到体觉上，以帮助释放能量。在能量释放之后，人们会体验到一种如释重负感，随后常常是四肢发热感。

人们也许会感到自己的身体快速向两个方向延伸，比如，"当我蜷缩在挡风玻璃后面的时候，我感到自己背部肌肉紧张，我感到这肌肉在将我向两个相反的方向拉伸。"让他们放心，他们没事儿，给他们留出时间慢慢地等待这些动作过去。现在有些人也许会重新体验到一些更强烈的休克反应，比如发抖、哆嗦。给他们提供帮助，跟他们说他们正在好转。

人们也许会体验到自己完全躲开了这场事故。或者，他们也许会在以上列出的几个不同阶段间来回跳转。这都没关系，只要他们并没有完全逃避其中的某些方面，尤其是撞击那一刻的某些方面。

重要的是要待在这个阶段，直到你能推断出人们在某个点上出现了完完全全的如释重负感为止。他们的呼吸会变得更轻松，他们的心率会更平稳。要达到这一点，有时候会花长达一小时的时间。如果需要的话，你可以从停止的地方开始，在两到三天的时间里继续完成整个过程。这种做法比努力推进、希望在一次诊询中完成这个过程更可取。你也许需要再慢慢地将他们带回来，带回到未完成的地方几次，使其充分完成。

结束

在所有的阶段都圆满完成之后，再次描述整个体验，寻找活跃的地方。如果这个人感到不舒服，那可能是错过了一些东西，或者也许可以在对整个过程进行最终审查的时候解决。终止你的工作，除非有症状仍在持续，或者后来症状又有新的发展。如果这样，审查任何必要的环节。

其他经历引发的感受或回忆可能也会浮现。如果真的出现了，你可以开始上述过程，解决掉其他未解决或与此不相干的创伤。然而，这个过程有时进展非常缓慢，需要持续相对较长的一段时间。如果某个人有固定的事故模式或者有经常出事故的倾向，这样做可以重建此人与生俱来的恢复能力以及定向和反应能力，从而能够帮助他避免未来继续出现事故。

车祸发生后的疗创方案

我正开车走在路上，一辆车因为没注意到停车标志，突然从一条辅路上插过来。那个司机没有及时看到我，撞到了我左边。我也直到最后一秒才看到他，根本来不及做出反应避开他。

我在车里顿了一会儿，呆若木鸡。意识到自己没事之后，我下了车去查看损失。虽然车子被撞得很惨，但是我并不十分担心，因为撞我的那个家伙有保险，而且警察会发现事故责任在他。我还注意到我在想，不管怎样我要把车重新油漆一遍。我感觉很愉快，几乎有点兴高采烈。我高兴的是我很轻易摆脱了这场交通事故，在那天稍晚一些时间参加了一个很难搞的商务会议。我为这个会议做了充分准备，我应对得非常好。第二天我开始感到有点焦虑不安。我的脖子、右肩膀以及右臂都有点僵硬，这让我惊讶，因为我被撞到的是左边。

回顾事故发生之前的情景（事件外围的情况）并在朋友汤姆的帮助下一起解决整件事情，乔（我们后面称这个发生事故的人为乔）记得坐进车里开车去上班，当时还生着他妻子的气。回忆这些的时候，他意识到他的下巴咬得很紧而且在哆嗦。他的身体开始发抖，他感觉自己的身体好像要失控了。他的朋友汤姆安慰他说他会没事。在停止发抖、感到轻松了点之后，他们继续去探究事故发生前的更多细节。

乔记得把车倒出自家的车道，将头扭到右边查看自己要去的方向。他感到自己的胳膊转动方向盘，与此同时，他注意到因为生气，他狠狠地加了油门。当他把脚移到刹车上去减速（他从自己腿部的肌肉上感觉到了自己的这个动作）的时候，他感到自己的右腿肌肉紧张。在朋友汤姆的鼓励下，乔停顿了一下，去感受右腿上的紧张和放松。当他将脚从油门移到刹车上，然后又移回到油门上时，他感到双腿有些颤抖。

然后乔记起开车沿着街道走，感到自己想回去跟妻子谈谈。在汤姆的鼓励下，他想象自己调转车头回去，然后感觉自己的右胳膊疼，疼痛在加剧。当他们将注意力集中到这种感觉上的时候，疼痛开始减弱。他们把注意力集中到乔想要掉转车头的愿望上。这一次乔在自己的身体里和心里完成了掉头，想象着回到家解决跟他妻子之间的问题。他跟她说他在前一天晚上的派对上感到受了伤害，因为她似乎一直在忽略他。她告诉他说她只是想感觉自己能够与别人交往、能够到处走动而不需要依赖于他。她还解释说她并不是故意这样对他，说她对他们的关系感到非常满意。乔感到如释重负，感觉自己对妻子更加了解也更加欣赏了。他还在想，如果他之前能解决掉跟妻子之间的问题的话，那他是否就能在撞上之前看到那辆开过来的车了。到了这个时候，乔有种释然的感觉。他觉得在这场车祸中自己也有责任，虽然对方很明显罔顾停车牌，有很大责任。

汤姆然后让乔描述一下就在车祸发生之前那一瞬路上的细节，虽然乔声称自己记不得了。当他开始描述他所能回忆起来的情况时，乔感到自己的两个肩膀绷得很紧，越来越紧。他感到自己的身体向右边移动，身后有闪烁的阴影。汤姆让他的朋友看那个阴影，而在看那个阴影的时候，乔开始看到一辆车上的一块黄色（定向反应）。在乔试图回忆那个影像的更多细节时，他意识到自己看到了一个黄色的挡泥板，然后透过那辆车的挡风玻璃看到了司机的脸。乔从对方脸上的表情可以看出，他完全没有意识到自己刚刚碾过一个停车牌——那个人似乎正在想事情。汤姆问乔有什么感受，他说他很生那个人的气，简直想杀了他。汤姆鼓励乔想象他正在砸毁那辆车。乔看到自己拿了一把大锤子把那辆车砸得粉碎。他现在感到越来越激动（比之前激动）。他的手在颤抖哆嗦，而且手变凉了。汤姆说了一些安慰的话，来帮助乔度过这个能量释放过程。过了一会儿之后，乔开始感到自己的呼吸变得均匀，肩膀和下巴处开始放松，也不再哆嗦了。他有种如释重负感，感到手又变暖了。他感到很放松，同时又很警惕。

乔现在注意到他的肩膀提起来向右边偏。他意识到在听到撞击声和金属撞击声后自己的胳膊是要向右打方向盘。汤姆让乔暂时忽略那撞击声，将注意力集中在知觉上，完成向右的转向。乔在自己的身体内完成了转向，"避免"了这场车祸。他先是有点微微发抖，然后感到非常非常轻松——虽然他知道车祸的确发生了。

汤姆让乔回到他初次看到黄色挡泥板、透过挡风玻璃看到那个人的那个时间点上。从这个时间点开始，他们向他初次听到金属撞击声那个时刻转移。在体验了这些影像之后，乔感到自己的身体被抛向左边，与此同时，又向相反的方向歪过去。他感到好像被往前推，而他背部的肌肉在徒劳地把他往后拉。汤姆鼓励他继续感受自己背部的肌肉。当他将注意力集中到背部肌肉上去时，乔感到那些肌肉越来越紧张。然后他感到了一阵微微的恐慌。就在那时，乔的背部肌肉放松了下来，他出了一身汗。他强烈地颤抖了几分钟。之后，他发现自己感到非常平静、非常安全。

乔知道车祸已经发生。他知道自己曾竭力去避免。他知道他想回去跟自己的妻子谈谈。所有这些经历对他来说都一样真实。并不是说其中一种感觉很真实，而其他的都是虚构出来的；这些都是同一事件中可能会发生的不同结果，它们跟那场车祸本身一样真实。

在创伤中的能量被释放出来之后的数天里，乔右臂和脊背上的症状基本痊愈。重要的是，我们要认识到他体验到的痛苦与他曾产生但没有完成的冲动有关。第一种冲动是将方向盘向右打，回去跟他妻子谈谈。第二个冲动是向右转以避开那场车祸。第三个冲动是他背部那试图将他往后拉的肌肉。因为被鼓励着完成了每一个冲动，所以乔能够将被存储在身体里的与那些冲动相关的能量释放出去，虽然是在事情发生之后。

我们可以看到，这一过程给我们提供了一种方法，促使各种反应完成，促使各种影像更紧密联系起来。被压缩的影像得到了扩展，而被储存的能量因为冲动的完成、反应的结束而被逐步释放——一步一个脚印地。

{ 第 十 七 章 }
CHAPTER 17

针对孩子的急救

推迟出现的创伤反应

5岁的约翰在骄傲地骑自己的第一辆自行车时碾到了砂石，侧撞到了一棵树上。他被撞得有那么一瞬间失去了意识。眼泪汪汪地站起来之后，他感到有点分不清东南西北，觉得什么地方发生了变化。他的父母拥抱他，安慰他，然后又把他放回到自行车上，整个过程中不断表扬他勇气可嘉。他们没有意识到他多么惊恐害怕。

在这个似乎很微小的事件过去了很多年之后，约翰开着车载着他的妻子和孩子时，猛打方向盘躲避迎面过来的一辆车。他在转向过程中突然呆在了当场。幸运的是，对方司机成功地调转方向，躲开了这一场横祸。

几天后的一个早晨，在开车去上班的路上，约翰开始感到坐立不安。他的心脏开始怦怦剧烈跳动；他的两手开始发凉、出汗。由于感到有威胁、感到陷入了困境，他突然有跳车逃跑的冲动。他承认自己的这些感受很愚蠢，他意识到没有人受伤，然后渐渐地，他刚才的那些症状平息了。然而，接下来的这一天里一种模糊不清的使人不得安宁的忧惧感始终在他心头萦绕不去。那天晚上诸事平安地回到家中后，他感到如释重负。

第二天一早，约翰早早离开家以避开车流，然后跟几个同事一起讨论事务待到很晚。到家的时候，他很烦躁很紧张。他跟妻子发生了争吵，然后又对孩子们吼了一通，然后早早上床睡觉了。他在半夜里醒来，模模糊糊地回忆起一个梦，在梦里他的车失去了控制。他吓出了一身冷汗。更多烦躁的夜晚就这样到来。

约翰体验到的是童年时期那场自行车事故引发的延迟出现的创伤反应。虽然也许看起来不可思议，但这类创伤后应激反应其实很常见。在为遭受心理创伤的人服务了 25 年多之后，我可以说我的客户中至少有一半人遭受的创伤症状都是休眠了相当长的一段时期之后才浮现出来。对许多人来说，从致创事件发生到创伤症状显露，这之间的间隔一般是 6 个星期到 8 个月时间。然而，潜伏期也可能长达数年或数十年。无论哪种情况，创伤反应常常都是由似乎很不起眼的事件引发的。

当然，并非每个童年事故都会引发延迟出现的创伤反应。有些事件压根就没有后遗反应。而有些事件，其中包括一些貌似"微不足道"的、已经被遗忘的童年事件，却可能会产生影响深远的后遗症。一次跌倒，一个看起来微小的外科手术，因为死亡或父母离婚而失孤或失怙，严重的疾病，甚至割包皮以及其他常规的医疗手术都可能会给以后的人生带来创伤反应，这完全取决于那个孩子在事件发生时的体验。

在这些致创型前事中，医疗手术是迄今为止最常见、可能也是影响最深远的事件。许多诊所（无意中）加剧了已经万分恐惧的孩子心中的恐惧。在例行的手术准备中，婴儿会被用皮带绑到手术台上，以防止他们乱动。然而，一个挣扎得太厉害而需要被绑起来的孩子，肯定是太过恐惧，如果把他绑起来，肯定会出现严重后果。同样地，一个被吓坏的孩子在恢复平静之前也不适合做麻醉。一个在惊恐中被哄骗实施麻醉的孩子几乎一定会遭受心理创伤——而且通常是很严重的心理创伤。即使在无意识状态下被灌肠或放温度计都可能会使小孩心理受创。

如果医务人员能做到以下几点的话，那么与医疗手术相关的许多创伤都是可以避免的。

1. 鼓励父母跟自己的孩子待在一起。

2. 事先尽可能向孩子多做解释。

3. 延迟手术直至孩子镇定下来再做。

问题是，没有几个医疗人员明白创伤或这些手术可能会带来的持久而深入的影响。虽然医务人员常常很关心孩子们的健康，但他们也许需要从你——客户——这里获得更多信息。

事故和摔跤之后的情感急救

事故和摔跤是孩子成长过程中很正常的事，而且常常不会给孩子带来伤害。然而，有时候这些日常事件会给孩子们带来严重的创伤反应。就算亲眼看到这类小小的不幸事故，你也不一定能意识到情况究竟严重与否。孩子可能会因为一件成年人看来微不足道的小事而心理受创。重要的是，父母要意识到这个事实，即，孩子们有时候很擅长表现出没有受创的样子，尤其是当他们觉得"没有受伤"会让爸爸妈妈开心的话。要对孩子的需求做出回应，最能帮助你的就是要对一切了如指掌。

以下是一些参考方针：

首先留意你自己的反应，在内心中感受你对这个受伤孩子的关心和担忧。深吸一口气，然后慢慢呼出；体察自己体内的感受。如果你感到不安，请将上述动作重复一遍。为了实现镇定，花费时间是非常值得的。它会使你更能全身关注这个孩子，而同时又将孩子对你心中的恐惧或困惑的反应降到最小化。如果你能花点时间打起精神的话，你个人对事故的承受能力会帮助你将注意力集中在孩子的需求上。如果你太过于情绪化，你就有可能吓到孩子，就像这个事故对孩子造成的惊吓一样。孩子们对成年人的情绪状态非常敏感，对他们父母的情绪状态尤其敏感。

让孩子安静、别动。如果孩子的伤势需要你采取即时行动，请支撑或抱着孩子，哪怕他好像自己还能动。有些孩子会为了展示自己的能量而表现出能动的样子，他们这样做往往是为了否认自己内心的恐惧。如果你感到孩子有点冷，可以轻柔地拿件毛衣或者毯子裹住他的肩膀和身体。

鼓励孩子（坚持要求，如果有必要的话）在某个安全地方充分休息一下。如果你注意到孩子有休克或晕眩（眼神恍惚、面色苍白、呼吸急促或较浅、颤抖、搞不清方向、觉得自己身在别处）的迹象，这一点就尤为重要。如果孩子的行为举止特别情绪化或者过于平静（暴风雨来临前的平静），那么休息一下是非常重要的。你得先自己放松、安静下来，这样才可以帮助孩子安定下来。如果拥抱合适的话，你可以温柔地、轻轻地抱住他。你可以一只手轻柔地放在孩子的后背中央，这会给孩子传达支持和安抚，同时又不会扰乱他的正常身体反应。过度的轻拍或者摇晃有时会打断孩子的恢复过程（就像那个过于热情的孩子，好心办坏事，胡乱处置反而害了受伤的小鸟那样）。

在孩子的茫然表情逐渐消失后，小心地引导孩子把注意力集中到他的知觉上。以一种温和的声音，问，"你的身体里有什么感觉？"慢慢地、静静地，以反问的形式重复孩子给出的回答——"你身体不舒服吗？"——然后等着孩子做出点头或其他反应。你可以更具体地问出下一个问题："你哪里感觉不舒服？"（让孩子指给你看）。如果孩子指向了某个具体部位，就问，"你的肚子（头、胳膊、腿，等等）有什么感觉？"如果孩子说出了具体的感觉，你可以温和地询问具体的位置、范围、形状、颜色、重量和其他特征。温和地引导孩子关注当下此刻［比如，"那个肿块（疼痛、擦伤、灼伤等）现在什么感觉"］。

在发问过程中停顿、沉默一两次。这会使孩子完成正在经历的任何周期，不会因为另一个问题的提出而分心。如果你不确定某个周期完成了与否，可以等孩子给你暗示（深深的放松的呼吸、哭声或颤抖的中断、身体的伸展、一抹微笑、眼神接触或中断眼神接触）。这个周期的完成也许并不意味着恢复过程终结。另一个周期也许就来了。继续让孩子关注自己的知觉，关注几分钟，以确保整个过程的完结。

不要挑起话题谈论这个事故。以后会有很多时间可以以讲故事的方式讨论这件事情，可以在玩耍时说，也可以以图画的形式将其画出来。而现在是释放和休息的时间。

要认识到孩子在这整个期间出现的身体反应都是正常合理的。在从震惊中走出来之后，孩子们常常会开始哭或发抖。如果你有终止这一自然过程的欲望，请忍住。通过身体表达痛苦，这一过程需要持续直至它自行停止或者自己达到平衡为止。这一过程的结束常常需要花费数分钟的时间。研究表明，在事故之后能抓住这个机会的孩子其恢复困难会小得多。

你的任务是让孩子知道哭和发抖都是正常的、健康的反应。用手扶住孩子的背或肩，安抚他，同时温和地跟孩子说诸如"没事"或"很好——把你心里的害怕抖出来"，这样会对孩子有极大帮助。你首要的职责是为孩子创造一个安全的环境，让他完成对受伤做出的自然反应。信任孩子的天然自愈能力。信任你自己，相信你能让孩子自愈。为了这个过程不被无意打断，不要改变孩子的姿势，不要转移他的注意力，不要很紧地抱住孩子，也不要为了你自己舒适而离孩子太近或太远。要注意孩子何时开始重新适应外部世界。适应是整个过程完成的标志。

最后，留意孩子的情感反应。一旦孩子表现出有安全感和镇定的样子

（过程前出现不好，之后出现则很好），腾出时间给孩子讲讲故事，或者将事件重现一遍。刚开始的时候可以让孩子给你讲讲发生了什么。他也许会体验到生气、害怕、伤心、尴尬、羞愧或内疚。跟孩子讲讲曾经你或者你认识的某人也有过这样的感觉，或发生过类似的事件。让孩子知道他的一切感受都是正常的，是值得关注的。在采取这些急救措施的同时，要信任你自己。不要太纠结于自己"做得对不对"。

心理创伤是不可避免的，它是人生中固有的一部分。但是它是可以治愈的。它是一个被阻断的过程，这个过程无论何时只要有可能，总会自然而然地自我完成。如果你创造出机会的话，你的孩子会完成这个过程，避开心理创伤带来的令人饱受折磨的后遗症。

解决某种创伤反应

为心理创伤的治疗提供机会，这跟了解某个新国家的风俗习惯一样，没什么难的，只是了解其差异而已。它要求你和你的孩子从想法或情感的"王国"中走出，进入更基本的体觉"王国"。首要的任务是注意事情给我们带来了怎样的感受以及身体是如何反应的。简而言之，我们的知觉会给我们提供创伤治疗机会。

正在体悟内在知觉的心理受创的孩子其实是正在注意来自爬虫类大脑的冲动。因此，小孩很可能会注意到一些微妙的变化和反应，所有这些变化和反应都是专门为了帮助释放多余的能量、完成之前被阻碍的感受和反应而设的。留意这些变化和反应能使它们得到增强。

那些变化可能会是非常微妙的：比如，身体里感觉像块石头的东西也许突然好像融化成了温暖的液体。如果只观察这些变化而不妄加评判的话，这些变化会给人带来极大好处。在这个时候，强行赋予它们意义，或者就它们大发议论，也许会将孩子的知觉转移到进化更高级的大脑中去，而这会轻易地中断孩子与爬虫类大脑建立的直接联系。

伴随知觉而来的身体反应一般包括不自觉的发抖、哆嗦以及哭泣。身体也许想要慢慢地以某种特定方式移动。如果被"要坚强"(要像个大人、要勇敢)、要表现得好像没事儿一样等这样的想法压制或打断,或者顺应了熟悉的感受,那么这些反应就不能有效地将累积起来的能量释放出去。

爬虫类大脑激发的体验层级的另一个特征是,节奏和时间选择非常重要。想一想,野外的一切都是由周期决定的:四季轮回,月盈月缺,潮汐的起伏涨落,日出日落。动物们循着自然的节奏走——交配、繁殖、觅食、打猎、睡觉以及冬眠都是随自然变化而动。所以,我们的反应也要能使创伤反应得到自然解决。

对人类来说,这些节奏给我们带来了双重挑战。首先,这些节奏的步伐比我们习惯的节奏慢得多。其次,它们完全不在人类的控制范围之内。我们唯一能做的就是接纳心理创伤治疗周期,观察它,承认它是一种正常存在,而不是评判它,操纵它,催促它,或改变它。如果给它们时间,关注它们,它们就能完成创伤治疗任务。

如果沉浸在本能反应的王国里,你的孩子至少能完成一个这样的周期。那么你如何知道这个周期何时结束呢?办法是,聆听你的孩子。仍处在感觉模式中、没有专注于自己的思维过程的心理受创的孩子会有种释放感和打开感。他们的注意力会重新回到外部世界上来。你就能感觉到孩子的这种变化,知道心理创伤治疗过程已经结束。

解决掉一个创伤反应不仅仅能消除类似反应在以后的人生中出现的可能。它还能使我们更轻松地摆脱威胁性局面。从本质上来讲,它使我们在面对压力时有了自然的恢复力。跟长期忍受持续压力——即使不再累积——的神经系统相比,习惯了在压力中进出的神经系统更为健康。如果我们鼓励孩子关注他们自己的本能反应,他们就会收获一生的健康和活力。

我怎么知道我的孩子是否有了心理创伤

在某个严重的惊人事件或医疗手术——尤其是麻醉——发生之后不久开始出现的任何不同寻常的行为都可能说明你的孩子心理受创了。如果孩子出现强迫性的、重复性的怪癖（比如反复用玩具车碾压玩偶），那么几乎可以肯定，孩子对某个创伤性事件出现了没解决的创伤反应（这种行为可能是对创伤的真实重现，也可能不是）。创伤型压力的其他标志包括：

1. 反复出现的控制型行为
2. 复归以前的行为模式，比如吮手指
3. 脾气发作，不可控制的怒火发作
4. 过度警觉
5. 容易受惊
6. 反复出现夜惊或噩梦，睡着的时候身体猛烈摆动，尿床
7. 在学校里注意力无法集中，健忘
8. 非常好斗或非常内向，畏缩或胆怯
9. 极其黏人
10. 肚子疼，头疼，或者其他原因不明的小病

要弄明白某种不寻常的行为是否真的是心理创伤反应，可以试着提起那个骇人事件，然后看看你的孩子是何反应。一个心理受创的孩子也许会不愿别人在他面前提起致创事件，或者相反，在致创事件被提起来之后，他会变得非常激动或害怕，无法遏制地不停谈论它。

这些提示也揭示了过去的一些事实。那些因成长而渐渐摒弃不同寻常的行为模式的孩子，并不一定就是把引发这些行为模式的能量释放了出去。创伤性反应之所以会潜伏数年，原因是不断成熟的神经系统有了控制这些多余能量的能力。你可以让孩子回想起某个可怕的致使他数年之后出现行

为改变的事件，这样你也许能窥见孩子的创伤端倪。

你无须为重新激活某种创伤症状担心。介入治疗既参与生理过程，又能使它们沿着自然的治疗轨道前进，同时，治疗中涉及的生理过程，虽然原始，却能很好地对这些治疗做出反应。孩子们非常善于体验创伤反应中具有治疗意义的一面。你只需为心理创伤治疗的发生提供机会就行。

萨米个案史

以下这个例子告诉我们，一个相对非常普通的事件在偏离正轨之后可能会发生什么。

萨米在他奶奶和继爷爷那里度周末，我是他们的客人。萨米非常非常专横，强势而霸道地试图控制这个新环境。什么都取悦不了他；醒着的时候，他会不停地发脾气。睡着的时候，他也是辗转反侧，简直像是在跟睡衣打架。这完全不应该是一个两岁半的、父母周末不在身边的孩子应有的行为，不像是有分离焦虑症的孩子会出现的症状。再者，萨米一直都很喜欢来爷爷奶奶这里，这些行为在他们看来也极其反常。

他的爷爷奶奶说大约 6 个月之前，萨米从他的高脚椅上摔了下来，摔裂了下巴。流血不止的他被送进了急诊室。当护士过来给他量体温和血压的时候，他惊恐万分，以至于根本没法进行测量。这个两岁的孩子随后被绑在了儿童专用手术台上（一块板子，带有护翼和粘扣带），他的躯干和四肢都不能动弹，唯一能动的就是他的头和脖子。自然，他拼命地扭动头和脖子。医生的回应是把束带捆得更紧，以便缝合他的下巴。

在这令人忐忑的事情过去之后，妈妈和爸爸带萨米出去吃了个汉堡，然后带他去了游乐场。他的母亲做事非常细心，她曾细心地观察他是否被吓到、被伤害到，但她感觉他好像把一切都忘了。然而，在这次事件发生后不久，这个孩子的专断态势就出现了。萨米的失控行为是否与他从这次创伤中体会到的绝望无助有关呢？

我发现萨米曾因为各种受伤去过急诊室好几次，虽然他从未表现出类似的害怕和恐慌。他的父母回来之后，我们一致同意探究一下，看看他是否因为不久前的那次经历而遭受了心理创伤。

我们都聚在了我的小屋里。萨米一个字都不愿提起那次摔跤以及在医院的经历。在爸爸妈妈、爷爷奶奶和萨米的注视下，我把他的毛绒维尼熊放到一把椅子上，故意弄得摇摇欲坠。然后小熊从椅子上掉下来，要被送往医院。萨米尖叫着冲出门去，穿过一个人行桥，跑到了小溪旁一条窄窄的小道上。我们的怀疑得到了证实。最近那次就医经历既伤害了他，也不曾被他忘却。萨米的行为表明，我们刚刚的这个游戏对他来说可能让他崩溃。

萨米的父母将他从小溪旁带了回来。他疯狂地抱住妈妈不放。在准备进行另一个游戏时，我们向他保证我们都会在旁边保护维尼熊。他又一次跑了——但这次跑进了我的卧室。我们跟着他进了卧室，等着看他接下来会做什么。萨米跑到床旁边，用两手捶打着床，同时又满含期待地看着我。我将这视为他想要继续游戏的信号，把维尼熊放在一条毯子下面，然后把萨米抱上床放在小熊旁边。

"萨米，我们都来帮帮小熊吧。"

我把维尼熊压在毯子下面，然后让每个人都来帮忙。萨米饶有兴趣地看着这一切，但是很快又起身向他妈妈跑去。他抱住她，说："妈咪，我怕。"我们没有对他施加压力，而是在那里等着，等到他进入状态、情愿再次玩这个游戏。接下来奶奶和维尼熊一起被压在毯子下，萨米积极地参与了对他们的"救援"。当维尼熊被"解救"出来时，萨米跑到妈妈身边，更惊恐地抱住她，但同时也夹杂着兴奋、胜利和自豪感。他高高地挺起了胸膛。他接下来又去抱住妈妈时，已经抱得不那么紧了，更多的是兴奋的雀跃。我们一直等到他愿意再次开始游戏。除了萨米之外，每个人都轮流和维尼熊一起被救援。每一次救援结束，在拉开毯子的那一刻，萨米都会变得更活跃。

轮到萨米要和维尼熊一起被压到毯子下面时，他变得非常激动和恐惧，跑回到妈妈怀里好几次，然后才接受了这个终极挑战。他勇敢地爬到毯子下面和维尼熊躺在一起，而我动作轻柔地把毯子拉过来盖住他们。我看到他恐惧地大睁着眼睛，但只持续了那么一瞬。然后他抓住维尼熊，把毯子掀到一边，扑进了妈妈的怀抱。在抽泣和颤抖中，他大叫道："妈咪，把我弄出去，把这个东西从我身上弄掉。"他的父亲大吃一惊，他告诉我说萨米在医院被绑到手术台上时大声喊叫的就是这两句话。他之所以记得这么清楚是因为他当时非常惊讶他只有两岁多一点的儿子竟然能发出这样直接而清晰的指令。

我们又继续玩了好几次这个逃脱游戏。萨米表现得一次比一次更强大、更有胜利感。他不再恐惧地向妈妈跑去，而是兴奋地又蹦又跳。每一次成功逃脱之后，我们都会一起鼓掌、跳跃，欢呼："啊！萨米真棒！啊，萨米救了维尼熊。"两岁半的萨米战胜了几个月之前让他大受打击的事件。

如果我们没有进行这次介入治疗的话，情况会怎样？萨米会不会变得更焦虑、更警觉、更有控制欲？这次创伤会不会导致他行为更受限、更缺乏适应性？他是会在数十年之后出现往事重演，还是发展出无法解释的症状（如，肚子疼、偏头疼、焦虑发作），却不明白是为什么？很明显，所有这些都是有可能的——而且不大可能会被解释清楚。我们不知道一个孩子的创伤体验会在何时以另一种形式出现在他的生活中，也不知道究竟会不会出现。但是，我们可以通过介入疗法帮助保护我们的孩子，避免他们出现这种可能。我们还可以帮助他们成长为更自信、行为更自然的成人。

创伤性玩耍、创伤性往事重演和重新协商

要分清创伤性玩耍、创伤性往事重演和与创伤经历进行协商这三者之

间的区别，这一点很重要。心理受创的成年人常常会重现某个事件，这个事件在某种形式上——至少在他们的潜意识中——代表着他们的初始创伤。同样地，孩子们会在他们的玩耍中再现创伤性事件。虽然他们可能没有意识到这种行为背后的意义，但是他们会在与初始创伤相关的感受的强烈驱使下重演这些事件。虽然他们不肯谈论致创事件，但是创伤性玩耍是孩子从自己的视角讲述致创事件的一种形式。

在《吓得不敢哭》（*Too Scared To Cry*）一书中，勒诺·泰尔描述了三岁半的劳伦在玩玩具车时的表现和反应。"车要碾到人了，"劳伦飞快地推着两辆玩具车向几个手指布偶冲过来，"它们把尖尖那一头戳到人身上。人们很害怕。一个尖尖的东西要戳到他们肚子里了，戳到他们嘴里，戳到……（她指着自己的裙子）我肚子疼。我不想再玩了。"当这种表现在身体症状上的恐惧突然出现时，劳伦停了下来。她也许会一遍又一遍地重玩这个游戏，而每一次都会在以肚子疼为形式的恐惧出现时停下。有些心理学家也许会说，劳伦是在通过游戏尝试掌控曾使她遭受心理创伤的局面。她的游戏确实有点像常被用来帮助成年人克服恐惧症的"暴露"疗法。然而泰尔指出，这样的玩耍就算能治愈这个孩子的痛苦，其效果也是非常缓慢的。很多时候，这种玩耍只会强迫性重复，而无助于解决任何问题。而解决不了问题的、重复性的创伤性游戏会强化创伤影响，就像往事重演和宣泄、重温创伤经历会强化成人的心理创伤一样。

对创伤性经历进行修正或重新"协商"——如我们在萨米身上看到的——则是一种与创伤性游戏或创伤性往事重演完全不同的过程。任由他们自己去应对的话，大多数孩子会尝试竭力逃避玩耍中激发的创伤感受。在引导下，萨米渐渐有序地征服了自己的恐惧，从而"经受住"了那些感受。通过这种阶梯式的与创伤之间进行的"重新协商"以及在维尼熊的帮助下，萨米最终以胜利者和英雄的面目走出来。胜利感和英雄主义几乎总标志着成功地给某个创伤性事件画上句号。

重新处理孩子的心理创伤时要注意的基本原则

我会利用萨米的经历为例讨论以下原则：

1. 让孩子决定游戏的节奏。 当维尼熊掉到地上时，萨米跑到屋里面，这其实是在清楚地告诉我们，他没有为这种新的激活性的游戏做好心理准备。在游戏继续往下进行之前，他的父母得"拯救"他、安慰他，将他带回到当时的情景中。我们都要向萨米保证，我们会在那里帮助保护维尼熊。通过给他提供这种支持和保证，我们帮助萨米往"游戏中心"更走近了一步。

萨米跑到卧室而没有跑出门，实际上是在告诉我们他的受威胁感没那么强烈了，他对我们的支持更有信心了。孩子们也许不会用言语告诉你他们想要继续下去；你可以从他们的行为和反应中找到暗示。尊重他们选择的沟通方式，尊重他们的愿望。不要强迫孩子做他们不愿意做以及做不了的事情。如果你注意到孩子有害怕、呼吸急促、身体僵硬的迹象或表现出茫然的样子，请把速度放慢些。只要安静而耐心地等一等，同时向孩子保证你会一直在他身边，这些反应就会消失。通常，孩子的眼睛和呼吸会告诉你何时应该继续。再读一遍萨米的故事，特别注意那些能表明他决定继续游戏的地方。除了上述提到的那一处之外，还有三处明显的例子。

2. 区分害怕、恐惧和激动。 在创伤性玩耍中，哪怕短短一瞬的害怕和恐惧都会使孩子无法摆脱创伤。大多数孩子会采取行动避开这些害怕和恐惧。随他们去，不要干涉他们。与此同时，要确定你能分清回避和逃跑之间的区别。当萨米跑到小溪边时，他表现出的是回避行为。为了解决他的创伤反应，萨米需要感到自己的一切行动都在自己的掌控中，而不是受情感的驱使做出来的。回避行为发生在害怕和恐惧使孩子感到不可抗拒时。这种行为通常伴随着某种情感痛苦标志（哭泣、惊恐的眼睛、尖叫）。而另一方面，主动的逃跑则会令人高兴。孩子们会因为自己的小小胜利感到兴奋，他们常常会通过露出微笑、拍手或开心地大笑表露自己的快乐。整体上来说，这种反应跟回避行为大不相同。

兴奋表明孩子成功地释放了初始致创事件带来的情感。这是一种积极、可取而必要的情绪。把不可忍受的感受和知觉转化成令人愉快的感受，这样创伤就可以得到转化。这一点只能在活跃等级要和导致创伤反应的活跃等级相似时才能实现。一方面，如果孩子表现得非常兴奋，那么可以给他一些鼓励然后继续下去，就像我们和萨米一起鼓掌、跳跃那样。另一方面，如果孩子表现出惊恐或害怕的样子，要安慰他，但在这个时候不要鼓励发生更进一步的动作。在这个过程中，要全神贯注，要提供帮助和支持，要给孩子以安慰，要耐心地等待孩子的恐惧感消失。

3. **一步一个脚印**。在与致创事件进行重新协商时，步子迈得再慢都不为过。根据创伤性玩耍的定义，我们几乎可以看出它是重复性的。利用它的循环往复的特点。重新协商和创伤性玩耍之间的关键区别在于，在重新协商中，孩子的反应和行为呈递增型变化。萨米跑到卧室而没有跑出门外，这就标志着有所进步。无论重复多少遍，如果孩子反应有所不同，哪怕是最轻微的差别——更兴奋、更多话了，有了更多的自然动作——都说明孩子在摆脱创伤。如果孩子的反应似乎有往收缩或重复的方向发展的趋势，而不是往扩展和多样化方向发展，那可能是你在重新修正致创事件的过程中一下子步子迈得太大，孩子一时接受不了。可以把变化的步子放慢点，而如果这样做似乎没有用的话，你可以重新阅读这一章，更密切地观察自己在这个过程中扮演的角色，更密切地观察孩子的反应。说不定有些信号你没有注意到。

我们让萨米和维尼熊一起至少玩了 10 次游戏。萨米相对能够迅速地重新修正自己的创伤反应。别的孩子也许花的时间会稍微长一点。不要担心你们需要把似乎总是老一套的游戏玩多少遍。如果孩子有所反应，请把你的担忧抛到脑后，只管玩就是了。

4. **耐心：优良的"容器"**。记住，大自然站在你这一边。对成年人来说，在跟孩子一起与某个创伤性事件进行重新协商的过程中，也许最难也最重要的一点是你自己要始终相信，情况会好起来。来自你心底的这种感觉会投射到孩子心里。它会变成一个容器，用信心将孩子包围起来。如果你的孩子抗拒你为了修复他的心理创伤而做出的努力的话，这一点就特别难做到。你要有耐心，要安抚孩子。孩子很大程度上是愿意重新修复这种经历的。你需要做的不过是等待这种意愿，坚持自己的主张而已。如果你极度担心孩子的创伤反应能否转化，你可能就在无意间向孩子发出了自相矛盾的信息。本身就有尚未解决的创伤的成年人可能尤其容易陷入这一陷阱。不要让你的孩子因为你自己的悬而未决的创伤经历承受痛苦。可以请别人来帮助孩子、帮助你自己。

5. 如果你感到你的孩子真的并未从这种游戏中受益，停下来。萨米能够在一次诊询中完成与自己的经历之间的重新协商，但并非所有孩子都能。有些孩子也许需要接受好几次诊询。如果在反复努力了几次之后，孩子仍然表现出受限的样子，并没有获得任何胜利和快乐，就不要再强行进行了。请向专业人士求助。

孩子的创伤治疗是一件极其重要、极为复杂的事。因此，我现在正在写一本专门针对这个问题的书。里面会包含一些可为父母、老师以及治疗专家所用的详细信息。

> "诅咒那心灵，攀上云朵
>
> 去寻找神话中的国王；只是冥冥中，
>
> 冥冥中，
>
> 有人为灵魂啜泣
>
> 哭它不肯对身体平等以待
>
> 我永远没有学会脚踏实地
>
> 下来，下来，下到鬣蜥能感知的地方。"
>
> ——多里·普雷文（Dory Previn）《鬣蜥之歌》（*Iguana Song*）

三重脑，一颗心

在对创伤进行探索的过程中，我们了解了存在于我们爬虫类大脑中的原始能量。我们不是爬行动物，但是如果不充分利用我们的爬行和哺乳先祖留给我们的遗产，我们就不是完整的人类。人性的完整就在于能把我们的三重脑◯的功能整合成一个整体。

我们明白，为了解决创伤，我们必须学会在本能、情感以及理性思维间自由移动。如果这三种资源能和谐共处，知觉、感受和认知能实现无碍交流，我们的机体就能按照既定的"程序"运转。

在学习辨认、接触体觉的过程中，我们渐渐理解了我们身体那掌管本能的爬虫类血统。就其本身而言，本能只是反应而已。然而，只有在这些反应被我们的哺乳情感脑和人类认知能力有序地整合、扩展以后，我们才

◯ 三重脑，triune brain，三位一体的大脑，包括爬虫类大脑、低等哺乳动物类脑和新哺乳动物类脑。——译者注

能对我们继承到的这份进化遗产有充分认识。

重要的是要明白，我们大脑中最原始的那一部分并非仅为了我们的生存而存在（正如我们的新脑并非只具备认知功能）。它们携带着关于我们是谁的关键信息。这些本能不仅告诉我们何时该战斗、逃跑或僵住不动，它们还告诉我们属于这里。"我即我"这种认识是一种本能。我们的哺乳动物类脑将这种认识扩大为"我们即我们"，即我们共同属于这里。我们的人类大脑则超越这物质世界，给我们增添了内省能力和连接能力。

如果不能无阻碍地与自己的本能和感受建立联系，我们就无法感受到我们与地球、家庭或任何其他事物的联系，更感受不到我们与这个星球、我们的家庭以及其他事物间的归属感。

创伤的根源正在于此。与我们体验感受中的归属感失去联系会使我们的情感跌跄地行走在孤独的真空中。它使我们的理性大脑以孤立而不是联系为基础创造出了错觉。这些错觉迫使我们互相竞争、发动战争、彼此嫌恶，并危害我们生活中自然的一面。如果我们感觉不到我们与各种事物的联系，我们会轻易摧毁或忽略这些。合作和爱是人类的天性。我们喜欢共同协作。然而，如果没有充分整合的大脑，我们就无法了解自己的这一面。

在治疗心理创伤的过程中，我们整合了自己的三重脑。整合过程中发生的转化使我们完成了自己的进化使命。我们完全成了人类动物，对自己的全部自然能力有了掌控力。我们可以是勇猛的战士，温柔的抚育者，以及介于这两者之间的一切身份。